中経の文庫

なるだけ医者に頼らず生きるために私が実践している100の習慣

五木寛之

KADOKAWA

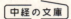

私は八十三歳になりました。
そのあいだに、偏頭痛、腰痛、過呼吸など、
様々な病と付き合ってきましたが、
いまでも何とか元気に過ごしています。

人間の体は複雑で微妙です。
その**体が発する信号「身体語《しんたいご》」**を
日々、正しく受けとめること、
それが**養生の第一歩**です。

そもそも養生とは、
「自分の体とのコミュニケーション習慣」です。

難しく考えることはありません。

どんな健康法やダイエット法でも、

「日常のなかで簡単にできる」

ことでなければ三日と続かないでしょう。

今回ご紹介する私の「イージー養生法」は、
きたるべき人生最期の瞬間を幸福に迎えるために、
気軽に、楽しみながら
日々を過ごすための習慣です。

一つ、二つからでもいいのです。
みなさんも、この本の中から
「これなら自分にもできそう」
というものを探して
楽しんでみてください。

なるだけ医者に頼らず生きるために
私が実践している１００の習慣

目次

第1章

私の心がけ——日々の養生を楽しむ

第2章

難しいことはやらない——心身とともに

第 3 章

他人より自分を信じて生きる

第4章

自分らしさ、人間らしさをめざして

第5章

老いと肩を組んで生きる

第6章

年齢を楽しむ――エンジョイ・エイジングのすすめ

本文デザイン・図版：松好那名(matt's work)
イラスト：大橋明子

本書は二〇一三年四月に小社より単行本として刊行されました。

第1章

私の心がけ
——日々の養生を楽しむ

人はさまざまな不具合をすり抜けて生きている

三十代なら三十代、四十代なら四十代、五十代なら五十代で、なんとか苦しまずに日々を生きていくには、どうすればいいのでしょうか。

病に苦しんでいる人の数は膨大です。私は以前、老眼鏡をつくるため、瞳孔間《どうこうかん》距離や眼圧をはかるために大学病院へ行きました。朝早く出かけたところ、もうすでに長蛇の列です。「日本はなんと病人に満ち満ちているのだろう」と思いました。何時間も前から廊下にズラッと並んでいるのです。

病人だらけですから、看護師さんたちも過労で、心にゆとりのない状態です。なんという時代でしょう。

四十代の半ばごろから、五月雨《さみだれ》式にいろいろな不具合が出てきます。それこそ、いままで考えもしなかった、「こんなことで悩んでいる人がいたのか」と思うくらい、いろいろ出てきます。そういうものをすり抜けすり抜け、なんとかみんな生きているわけです。

よくしなう心と体をめざして

体の不調を感じずに生きている人は、現代にはいません。私などもしょっちゅう体調を崩しています。

風邪、頭痛、腰痛、ものもらい、喉《のど》の腫《は》れ、体の節々の痛み、不眠、歯の不具合——。さまざまな体の不調が、毎日絶え間なくおそってきます。

昔は、それを治そうと考えたものです。病的な状態を回復しようと工夫をしたのですが、いまはそう思いません。これらは「体が萎《な》えている」と考えるようになったからです。

「こころ萎えたり」。なんともいいようのない、ゆううつな気分に落ちこむことを、昔の人はそう表現しました。心が屈している状態、しなっている状態です。しかし、「しなう」ということは、簡単には折れないということでもあります。

雪が降りつむとき、その重さに耐えきれずに折れてしまうのは、屈することのない、強く丈夫な枝です。心もそれと同じです。日々、いろいろな重さが私たちの心と体にのしかかってきますが、屈しない心は折れ、しなう心は簡単には折れません。

体の不調は、体が屈し、曲がってしなっているのです。生きているだけで、私たちの心や体にはさまざまな負荷がかかってきます。その重圧を、屈し、萎え、しなうことによって体がしのごうとしているのです。

私は、心の鬱《うつ》も体の不調も、生命の大事な働きだと思うようになりました。強い心、強い体ではなく、よくしなう心と体こそ理想なのです。

風邪、頭痛や腰痛、気持ちが萎えたときは、それらを心や体の発する声と思って耳を傾け、降りつむ雪をしなって滑り落とす枝になる。

どんなに強くても、曲がることのない枝は折れてしまいます。人間の心も体も、同じです。毎年約三万人にものぼる自殺者の数は、ポッキリ折れた心の数だといえるでしょう。屈すること、しなうこと、曲がることは、体にも大事なことなのです。

痛みや症状は、体がしなっているから出るのです。腰痛の出る体はしなう体ですから、折れずにすみます。要は、しなりかたの工夫をするのみ。それが私なりの養生なのです。

1 曲がることのない枝や心、強くて固い体も折れてしまう。屈すること、しなうこと、曲がることは、心にも体にも大事なことである。

その人なりの命を延ばすのが健康法

日本では、明治以来、一種の健康ブームがずっと続いており、近代医学に対する反対の極致として、さまざまな健康法がありました。

岡田式静座《せいざ》法などがブームとなった明治末ごろは、日本の文化人は、それこそ作家から評論家まで、こぞって創案者の岡田虎二郎さんのもとに通っていたそうです。

中村屋を始めた、日本で非常に注目されていた女性の思想家・相馬黒光《こっこう》さんが、『黙移』という自伝のなかで、「十年間、一日も休まずに、日暮里の岡田さんのもとに通って実践した」と書いているくらい、一世を風靡《ふうび》しました。ところが、その岡田さんが四十八歳で突如亡くなります。それでもう、その翌日からみんな通わなくなったといいます。

作家の伊藤桂一さんは、野口式健康法の野口晴哉《はるちか》さんの高弟です。野口整体はいまだにたいへん支持され、『風邪の効用』(野口晴哉著・ちくま文庫)などはロングセラーになっています。この野口さんもわりと早く、六十五歳で亡くなっています。

私は伊藤さんに、「野口さん自身は、あれだけの健康法、病状に対する診療を会得しながら、早く亡くなってしまいましたね」とたずねてみました。すると伊藤さんは、「いや、それは違います。野口さんは生まれたときから、『この子は二十歳まで生きない』と言われていた、非常に虚弱な、弱い子だったそうです。ところが、その人が自分の天命の二倍も三倍も生きたということ、それはすごいことなんです」と答えられました。

健康法の創始者は、心身を酷使し、寝る間もおしまず人々の面倒をみています。野口さんも睡眠時間は三、四時間で、それだけ押し寄せてくる人たちを献身的にみていた人ですから、たいへんな無理をなさっていました。

それでも、天命の二倍も三倍も生きられました。もしも天命が七十歳の人が五十歳で死んだら、それは早世というべきです。しかし、天命が五十歳の人が七十歳まで生きたのであれば、それはすごいことです。

2

与えられた天寿を十分に生ききることが、養生の目的である。天寿に標準はない。十六歳の天寿もあれば、九十六歳の天寿をあたえられている人もいる。命ながらえて恥多き人もいれば、短くとも納得のいく生を全《まっと》うする人もいる。養生は長生きの工夫ではなく、充実した人生を送るためのもの。

「身体語《しんたいご》」のマスターが養生の第一歩

養生は、治療とは異なります。

治療という考えかたには、人間は本来、調和のとれた理想的な体をもって生まれてきたという感覚があります。異常が生じたら故障を直すかのように治療を行い、治療が終われば再びもとどおりに動き出す、といった考えです。燃料さえ補給してやれば快調に動くのが当たり前、といった感覚です。

人間というのは、生まれた日からこわれていく、それが老いというものである、というのが私の考えです。そこを少しでもよいコンディションをたもち、故障しないように工夫するのが養生です。

養生の第一歩は、体が発する信号（「**身体語《しんたいご》**」）を的確に受けとめることです。耳をすまし、大切な人に対するように心を開いて体に接すると、体もおしゃべりになってきます。言葉のかたちをとらずとも、体が伝えようとしている内容は理解できるでしょう。

難しいことではありません。「腹が減った」「喉が渇いた」というのは、わかりやすい体の声です。「疲れた」「肌寒い」「熱っぽい」「吐き気がする」「痛い」など、わかりやすく大事な声もあります。「肩がこる」「胸がむかつく」「胃がもたれる」「食欲がない」「体がだるい」などは、初歩的なメッセージといえるでしょう。「しびれる」などは、少し高度かもしれません。

このように、体は数限りない表現で私たちに語りかけているのです。英会話もいいですが、この「身体語」をマスターすることが、現代人にとって大切なことです。

養生の第一歩は、体が発するメッセージを的確に受けとめることなのです。

3

耳をすまし、大切な人に対するように心を開いて体に接する。自分の体と「身体語」を使って毎日必ず会話する。

「身体語」を学べば孤独ではない

体の発する「身体語」を学べば、人は孤独ではありません。

考えてみれば、自分の体は生まれてきてからいちばん長く付き合ってきているつれあいのようなものです。夜寝るときに「調子はどうだい？」「実はこうなんです」などと会話ができれば理想です。

若い人たちと接点をもつのも大事かもしれませんが、一人でいて孤独を感じないということも、高齢者の特権でしょう。

自身のなかに「体」と「心」という、大変豊かな、無限の広がりをもつ鉱脈があるのです。この鉱脈は、掘っても掘っても広がっていき、一生使っても掘りつくせません。毎日が発見で始まり、発見で終わるのです。

八十三歳の私の体も、たくさんの問題を抱えています。それでも、西洋医学の世話にならないですむ方法はないかと、常に考えてきました。そのため、自分の体と「身体語」を使って毎日必ず会話をしています。

自分の体に責任をもつことが養生なのです。

心がけたい三つの「休め」

私はいま、とりたてて大きな病気をしていません。

八十三歳のこれまで、病院に行くことなくすごせてきたのは、幸運の一語につきますが、それでも一分《ぶ》か二分は、自分なりの趣味や道楽としてやってきた、体への気遣いのおかげもあったのではないか、と思うのです。

その一分のところをみなさんにお話しするのが、本書です。ですから「これをやっていれば元気に生きられるよ」という類《たぐい》の本ではありません。毎日を生きる姿勢のヒントになれば、と思っています。

私は、できる限り、体に対する気遣いをしてきました。それは気休めかもしれません。しかし、気休めは大事なことだというのが、私の養生の根本です。

私が大切に思っている、三つの「休め」を、ここでご紹介します。それは、

「気休め」「骨休め」「箸休め」の三つです。

気休め

私たちは、ストレスのなかに生きているわけですから、自分がホッとするような時間、くつろげる時間をもつことが大事です。

気を休める時間、「まあ、なんとかなるだろう」と思える時間。「根をつめてもどうにもならない、どうすればいいか」とひと晩延々と考えるより、「明日は明日の風が吹くから、なんとかなるだろう」と考える。これは気休めです。「大丈夫。きみなんか顔色もいいし、元気でやれるよ」と言うのは気休めの言葉かもしれませんが、これは必要なことなのです。

知り合いの新聞社の人で、非常に優しい人がいます。その人は私と顔を合わせるたびに憂《うれ》い顔で、「先生、昨夜、徹夜しました?」「いま仕事が大変なんじゃないですか?」「ちょっとお疲れのようですけど」「きょうは顔色がよくありませんね」と気遣ってくれるのですが、私はこれがいやでいやでしようがありませんでした。

「なんでこの人は、会うたびにそんなことを言うんだろう。嘘でもいいから『昨夜たっぷりお眠りになられたようですね？』と言えないのだろうか」と思うのです。

そういう気休めを言ってくれない人は、どんなに誠実で仕事ができても、やはり疎遠になります。昔は、「佞奸《ねいかん》」という、おべんちゃらだけ言う人間を近くに置いていた将軍や王様がいます。それが誤りのもとだとみんなから言われるものの、正しいことを言ってくれる正直な人だけをそばに置きたくありません。

人としては、気休めを言ってくれる人がどうしても必要なのです。嘘でもいい、お世辞は聞いていて気持ちがいいのです。だいたい、忠告されて「あ、それは気がつかなかった。自分にそういう面があるのか」と思うことは、じつは自分でも薄々感じていて、でも自分ではそう思いたくないと思っていることばかりです。

ですから私は、気休めは大事だ、人には気休めを言うべきだといっているのです。

「病は気から」というように、「気」を「休める」ことは大事です。養生法、健康法、修錬法はいずれも「気休め」にすぎないかもしれません。この「気休め」という言葉を、私は文字どおり受けとめています。「『気』を休める」「安らかにする」「安定させる」ことと考えているのです。

私の養生生活の基本は、「すべての健康法は気休め」という考えから出発しているのです。

骨休め

もともと、人間の祖先は四足歩行していた動物で、海から上がってきて二足直立歩行をするようになりました。これは非常に無理な姿勢で、腰痛は人間の宿命です。四足歩行をしている犬やオオカミなどには腰痛はありません。

ですから私は、腰痛の治療法の一つとして、四つ足で歩きまわることを人にすすめたり、自分でもやったりしたことがありました。

骨を直立させて重い頭蓋骨を支えていますから、まっすぐ立っているときはなんとかなります。しかし腰を曲げるときなど、腰には大きな力がかかるわけです。そのため、私は「**腰は曲げるな。腰は折れ**」と言っています。

骨休めの習慣 1

5 腰痛を治《おさ》める方法

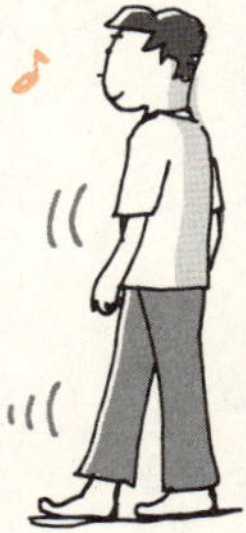

● うしろ歩き

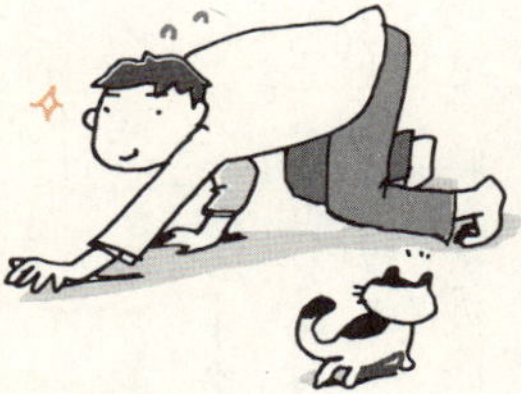

● 四足歩行

6 落ちた物を拾うときの動作

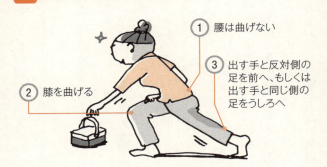

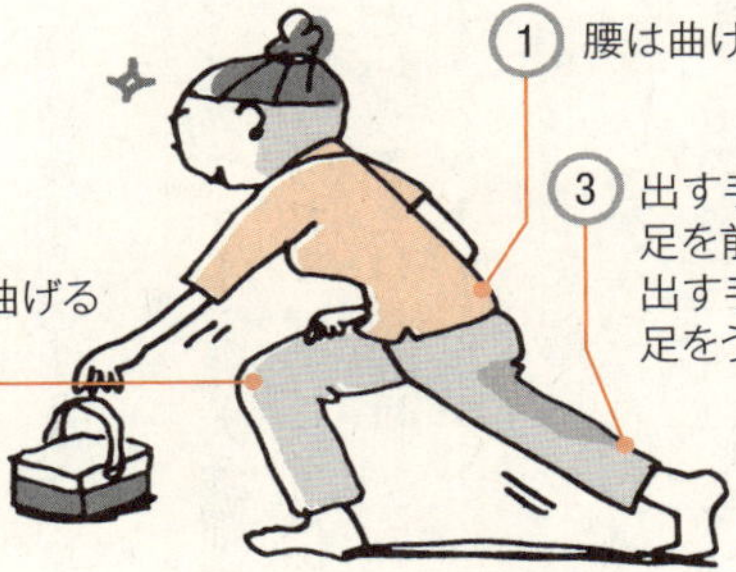
① 腰は曲げない
② 膝を曲げる
③ 出す手と反対側の足を前へ、もしくは出す手と同じ側の足をうしろへ

ポイント 腰は曲げるな、腰は折れ

背筋を伸ばし、昔の軍隊の礼のように腰を折ると負担がかかりません。腰を折るのと曲げるのとではまるでちがい、曲げると骨にものすごく負担がかかるのです。

また、骨は体や筋肉を支えているだけではなく、免疫細胞のような大事なものも生産しています。

私たちを病気などから守る免疫細胞であるマクロファージ（大食細胞）、ナチュラルキラー細胞（ＮＫ細胞）などが、胸腺《きょうせん》で育てられていることはいまや常識です。しかし、胸腺がそんなに大事な器官だということは、昔はわかりませんでした。一九六〇年代になって、ワトソンとクリックの螺《ら》旋《せん》状のＤＮＡが発見される時代に、胸腺の機能がやっとわかってきたのです。

胸腺は若い十代のときがピークで、老いていくにしたがってどんどん衰退し、五十をすぎるとほとんど跡形もなくなるそうです。そのあと、白血球やリンパ球といった人間の免疫細胞、抗体はつくられないのか、というとそうではありません。胸腺に代わって、腸が免疫機能をつかさどります。

また、骨免疫学という学問も注目されはじめています。骨が人間の健康にプラスになる細胞、身体機能のバランスをたもつ内分泌組織の役割をしているらしいことがわかってきたのです。

ですから無理な負担をかけず、骨を休ませることが大切なのです。私は、骨休めを、ふだん縦になっている骨を、横になって休ませることだと考えています。仕事の合間にちょっとリラックスするだけではなく、時間があれば横になって骨自体をゆっくり休ませてやるのが骨休めです。

骨の負担を和らげてあげる意味でも、骨休めはとても大切なことなのです。

箸休め

人は一日一食で十分、と提唱している本がベストセラーになりました。人間は食べすぎで、そんなに食べなくてもいいのだ、という意見です。

比叡山の千日回峰行《せんにちかいほうぎょう》をなしとげた行者《ぎょうじゃ》さんたちの暮らしを見ても、食事は一日二回。豆腐半丁とジャガイモ二個にうどん半皿という質素な食事で、とんでもない距離を歩きまわる。インプットされるものと、それに使うエネルギーとの比率が、現代の栄養学では合いません。

「人は食べないでも生きられるなどと、そんなバカな話があるか」と思うかもしれませんが、そんなバカな話があるのです。私は、「このことについて、どうして専門家はきちんと説明してくれないのか」と言いつづけているのですが、誰もそれに触れようとしません。

インドでも断食聖人はいますし、イスラムの人たちのラマダン、明治から大正にかけて活躍したジャーナリスト・村井弦斎《げんさい》さんも、三十五日間の断食をくり返し、ルポしています。

たとえば一週間のうちに一日くらいは、食べない日があってもいい。箸を休める。常に食べられる状態で常に食べているのは、よくないことです。

気を休める、骨を休める、箸を休める。この三つの「休め」はすごく大事だと思って、私は実践しています。

4 人にも自分にも気休めの言葉をかける。

骨休めの習慣 2

7 洗面所で顔を洗うとき

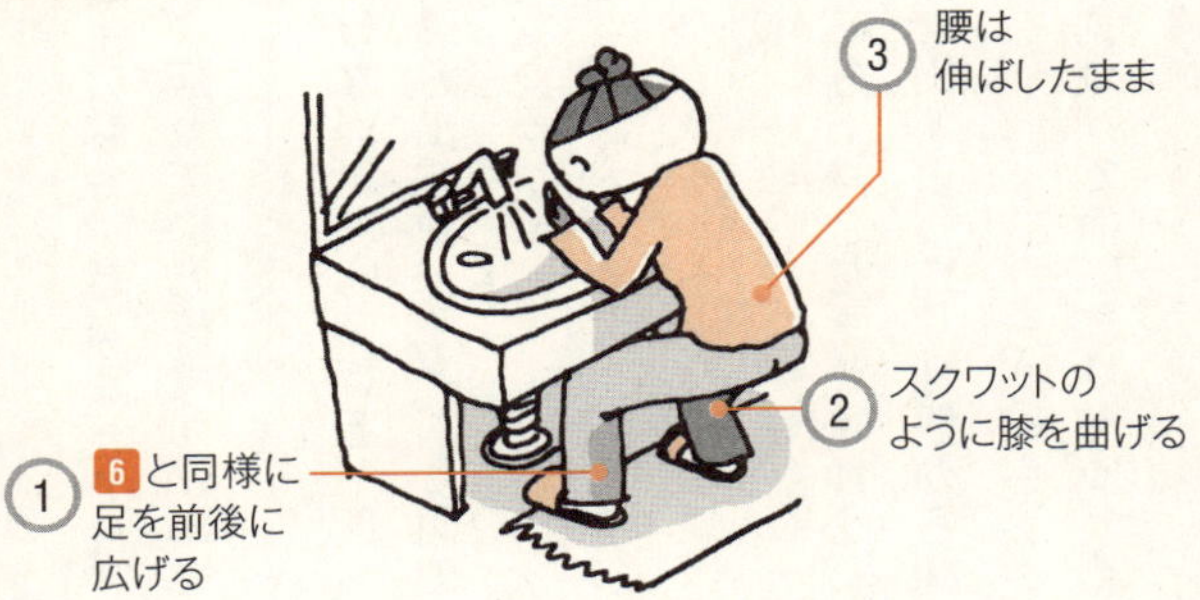
③ 腰は伸ばしたまま
② スクワットのように膝を曲げる
① 6 と同様に足を前後に広げる

8 どうしても上体を曲げてしまう場合

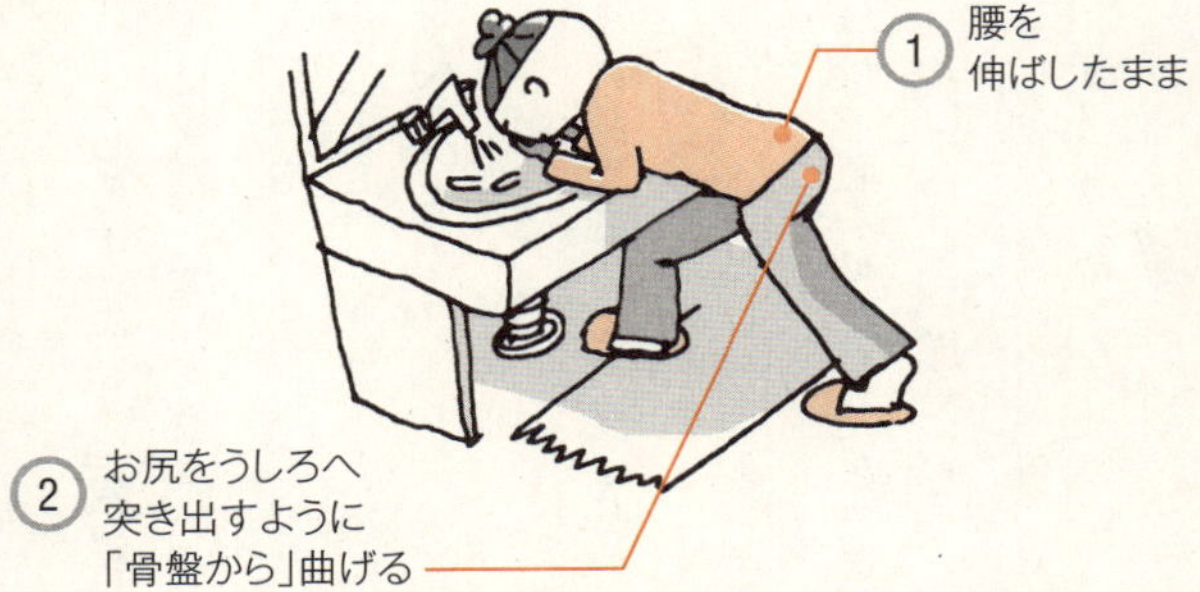
① 腰を伸ばしたまま
② お尻をうしろへ突き出すように「骨盤から」曲げる

ポイント 腰だけで上体を維持しない工夫を！

5 広い芝生の庭や、草原などでは、つとめて「うしろ歩き」や「四足歩行」を試みる。忘れていた感覚がよみがえってくるはずだ。腰痛にもよい。

6 腰は曲げない。膝を曲げる。落ちたものを拾うときは、出す手と反対側の足を前へ踏み出すか、手と同じ側の足をうしろへ引く。

7 洗面所で顔を洗うときは、スクワットのように膝を曲げて、腰は伸ばしたまま落とす。

8 どうしても上体を曲げなければならないときは、腰を伸ばしたまま尻をうしろへ突き出すように、骨盤から曲げる。

9 時間を見つけて横になり、ゆっくり骨休めする。

10

一週間のうちに一日くらいは、食べない日があってもいい。箸休めをする。

古今東西の呼吸法を試して

私は、女性に対してコンプレックスをもっていました。女性は月のものがあり、月の満ち欠けや海の満潮干潮と同じように自分の生理が自然、宇宙の動きかたとシンクロしています。男性よりも、女性のなかに自然の営みが流れ、息づいています。それに対するコンプレックスでしたが、現在は男も同じだと思うようになり、少しコンプレックスはなくなりました。

男性も、気圧や湿度に影響されることがわかったからです。人間の体の微妙な変化と、自然現象とのかかわり合いに気づきはじめました。気圧だとか湿度、それから行動のすべてがかかわり合い、それこそ、自分の体が古いバイオリンくらいおもしろいものだということに気がつきはじめます。

それらをコントロールできるとは思いませんが、多少とも治《おさ》めていくことに興味を覚え出すと、それがおもしろくて仕方がなくなるのです。それで呼吸法やらなんやら、いろいろ実験をするわけです。

呼吸法は、私の父親がこっていたこともあり、子供のときからいろいろ試してきたため、呼吸法が養生の基本だということは知っていました。

スポーツ万能で、学生時代には剣道の選手だった私の父親は、私に幼いころからいろいろなことを強制的に教えこみました。剣道はもちろん、鉄棒、詩吟《しぎん》、朗《ろう》詠《えい》などです。

詩吟などは専門の詩吟家が通ってきて、さんざん教えられたものです。腹から声を出してできるだけ長く強く、声を伸ばして歌わなければならないため、おかげで吐く息をたっぷり使うことが身につきました。

遊び盛りの子供にとっては苦痛だったものの、いやいややっているうちにおもしろさを感じるようになったのも事実です。

詩吟も朗詠も、発声するのは吐く息、つまり呼吸の「呼」です。声のつづく限り息を吐けば、「吸」はいやでも流れ込んできます。しかもまわりに吸う息の音が聞こえないように、一気に瞬時で息を吸わねばなりません。

自然と「長呼吸・短呼吸」にならざるをえないのが、詩吟・朗詠なのです。「長呼吸・短呼吸」は、ブッダの「正息法」（アナパーナ・サティ）にはじまり、ヨガでも気功でも、すべての呼吸法の鉄則です。

吸うときは意識せずに、吐くときはゆっくりと長く静かに吐くことが強調されており、「呼」は先で「吸」があとになります。息をどう吐くかに、すべての呼吸法の工夫が結実しているといっていいでしょう。古今東西の呼吸法は、例外なく「呼気法」なのです。

11 養生の門をくぐれば、そこには文化人類学から、歴史、科学、音楽、宗教、哲学、医学、演劇、美術、その他ありとあらゆる広大な文化の流れが展望できる。二千数百年の昔、釈尊は「アナパーナ・サティ」（正息法）を語った。長い養生史をたどることで、短い人生がより豊かな時間に変わる可能性がある。それは自然の一部としての自己を実感することだから。

あるがごとく、なきがごとくに呼吸する

呼吸法というのは、自分の意志によって呼吸をコントロールすることです。考えてみると、それはずいぶん人工的な、不自然なものといえるでしょう。

そもそも呼吸とは、自律神経の働きです。私たちはふだん、「息をしよう」と意識して行っているわけではありません。眠っていても、気を失っていても息を

しています が、それは自律神経の働きだからです。心臓の鼓動や、血管の収縮、胃腸の作用など、それ自体が勝手に働くしくみが自律神経です。

呼吸法とは、自律神経の働きを、自分の意志でコントロールしようというものです。「鼻から吸って口から静かに吐く」などと、人工的な工夫を施すわけです。腹式呼吸もその一つで、意識せず、自然にまかせた呼吸では腹式にはなりません。「呼吸法」というのは、すべて人為的なものなのです。

そんななかで、私がいちばん自然だと感じたのは、坐禅《ざぜん》の呼吸です。究極の坐禅の呼吸は、「あるがごとく、なきがごとく」とされています。それはつまり、呼吸を自律神経に返す、ということです。

親鸞《しんらん》の思想では「悪人正機《あくにんしょうき》」が有名ですが、私は「自然法爾《じねんほうに》」のほうを高く評価しています。親鸞は「自然」を、「おのずとしからしむる」と読ませています。この読みかたに従えば、「自律」とは「おのずからなる働き」と考えられるでしょう。この、「おのずからなる働き」を「他力《たりき》」といいます。一方、人為的に考えられた「呼吸法」は「自力《じりき》」の工夫です。

坐禅の「只管打坐《しかんたざ》」とは、ひたすら座ることに専念することのすすめですが、これは呼吸法の基本でもあります。

ある老師が、「結局、禅は呼吸ですな」としみじみと述懐したそうですが、これは、何十年という修行の末に、おのずともれてきた本音ではないでしょうか。

12 坐禅は俗世間から離れるためにするのではない。「俗にいて俗にそまらず」というのが、その心。

自分だけの呼吸法を自分で工夫する

「あるがごとく、なきがごとく」という呼吸は、すでに人の意志を超えた「自然の呼吸」に達しています。呼吸をめざさず、呼吸さえ忘れること、「自力の呼吸」を捨てることです。

「こう呼吸しよう」という意志が消え、小さな「自律呼吸」の働きが、大きな

「自然呼吸」に同化する。座っている自分が「自然の一部分」になっているのです。

私が理想とする呼吸も、そのような呼吸です。

一日何回、何分間などと決めてやるのも悪くありませんが、ふだん意識せずにしている呼吸を、深く、長く、リズミカルにしていきたい。自分の意志が、いつの間にか体の自律的な働きに同化しているような呼吸、禅でいう「自他《じた》一如《いちにょ》」の境地です。

もちろん、呼吸法についていろいろ学び、練習に励むことも大事です。私も、古今東西の古い文献や、新しい理論書などを熱心に勉強しました。

しかし、その究極の目的が、「意識的な呼吸法を忘れて自律呼吸に還《かえ》る」ということだけは、肝に銘じてほしいのです。そうでないと、単なる「呼吸法オタク」になってしまいます。

私は、呼吸法をやっている人が必ずしも長命ではないことも知っていたため、呼吸法と長命とは別だろうと思っていました。

養生や健康法は、長命のためにするわけではありません。いま、きょう一日を、なんとか苦しみから逃れて快適にすごすための、積み重ねでしかないのです。ですから、野口式健康法からはじまり、白隠禅師《はくいんぜんじ》の養生法など、さまざま研究してきました。

頭痛一つについても、日本で翻訳されている頭痛に関する本は全部読みあさったほどです。

貝原益軒《かいばらえきけん》は私と同郷の福岡の人ですから関心もあり、読んでみましたが、本当にうなずけるところと、これはダメだという、両方がありました。自分が納得できるところを試してみればいいのです。

「私」はこの世にただ一人の私です。いろいろな呼吸法を研究し、一応の基礎を体験したら、自分だけの呼吸法を自分で工夫してください。これは、健康法についても同じことがいえます。

「吾一人《われいちにん》」。親鸞はこの言葉を強調しました。「この息は吾一人がための息なり」という思いで呼吸法につとめれば、養生の大きな助けになるはずです。

私の脈拍はかなりゆっくりで、呼吸のリズムも長めになってきましたが、これも吾一人の呼吸法につとめたおかげだと思っています。

13
「体によい」といわれることは、なんでもやってみる。本当にいいこと以外は、どうせ続かない。

病気は完治しない。治《おさ》まるだけ

古代から、呼吸は養生の基本でした。サンスクリット語では息のことを「プラーナ」、ラテン語では「スピリタス」、ギリシャ語で「アニマ」といいますが、すべて「生命」や「魂」に重なる言葉です。

呼吸は生命の基本、実感できる生命の姿といえるでしょう。

私が意識的に呼吸について考えるようになったのは、二十代のはじめ、息をするのが辛くなったときからでした。吸うときはなんでもないのですが、吐くときにうまく吐けないのです。

吸う息が多く、吐く息が少ないため、絶えず肩で息をするような感じになっていきます。いまでいう、過呼吸症候群だったのかもしれません。

そこで思い出したのが、子供のころの腹式呼吸でした。吐く息だけに気持ちを集中し、できるだけ長く、深く吐くようにします。

はじめのうちは苦しくてすぐにとぎれてしまうため、下腹部に腹圧をかけ、肺の下のほう、みぞおちの左右をしぼりこむように息を吐く練習をしました。腹式呼吸とは反対に、吸うときに腹部を引っ込め、吐くときに下腹部に圧力をためるのです。

目を覚ましたときや寝る前はもちろん、時間の許す限りそれを続けているうちに、少しずつ息が吐けるようになってきました。

半年たったころには普通に息ができるようになったため、「治《なお》った」と思ったのですが、そうではなく「治《おさ》まった」だけだったようです。というのは、四十歳をすぎたころ、再び症状が出てきたからです。「病気に完治なし」という私の信念は、そのとき生まれました。

息を吐く習慣

14 寝る前に吐く息で自分の好きな文句をとなえる

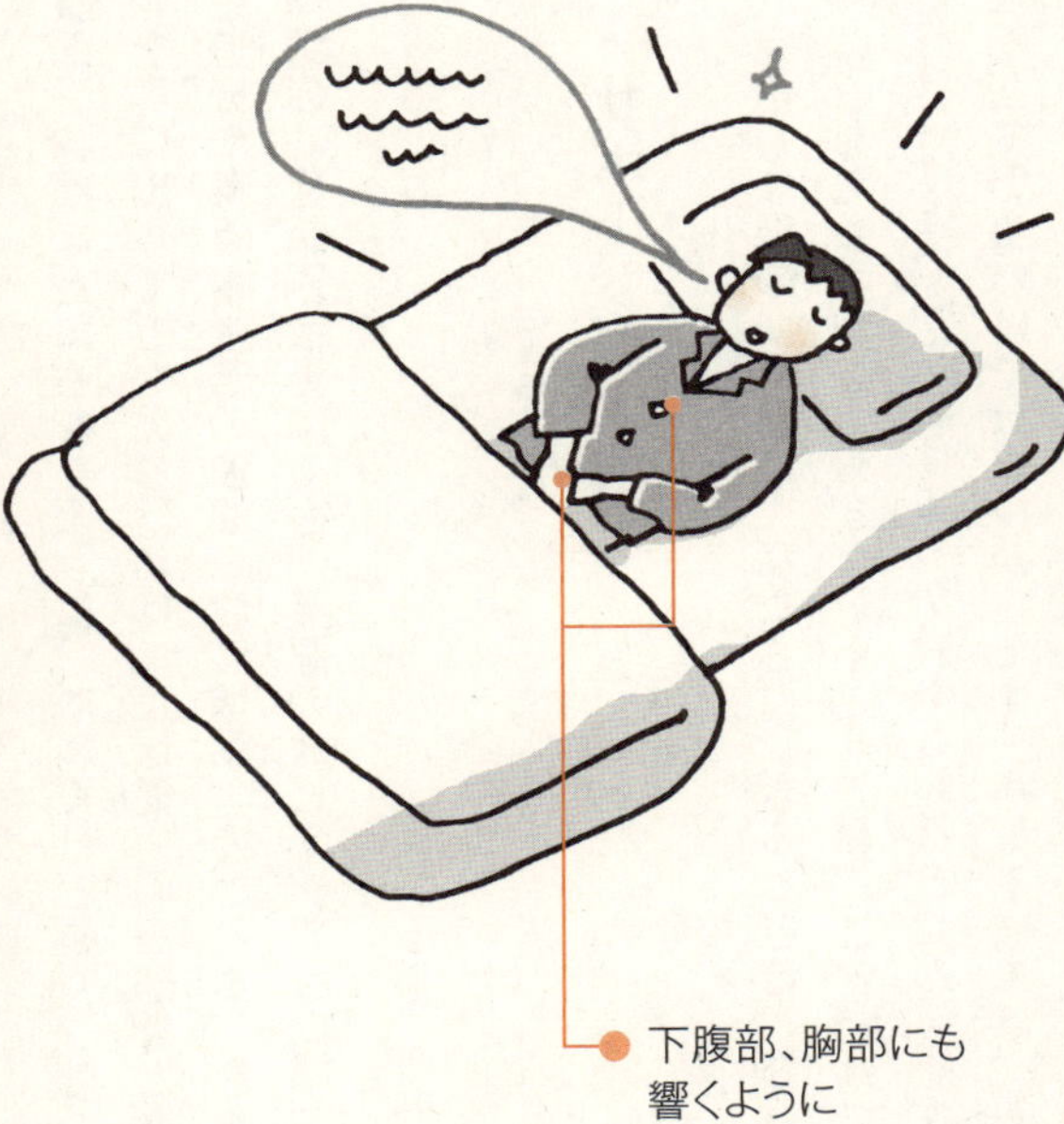

14

寝る前に、下腹部、胸部などにも響くように、ゆっくりと長く、吐く息で自分の好きな文句を声に出してとなえる。私は『正信偈《しょうしんげ》』の一部をとなえることもあり、江差追分《えさしおいわけ》や寿々木米若《すずきよねわか》の浪曲『佐渡情話』のひとふしを唸《うな》ったりもする。白隠禅師の『延命観音経《えんめいかんのうきょう》』でも、英語のスピーチでもいい。

病気は叩かず、サポートが大事

病気が治《なお》らない、完治しないのであれば、私たちにできることは、それが顔を出して暴れないように、なだめすかしておとなしくさせておくことだけです。いや、「暴れないように」という表現はまちがいかもしれません。それというのも、体が暴れて攻撃しているわけではないからです。病気や痛みは、悲鳴を上げている体の一部と考えるべきでしょう。

すべての症状は、無理をさせ、ストレスをかけすぎた体が上げている、悲鳴なのです。

多くの人が恐れるガン細胞ですら、私は凶悪な敵とは思っていません。何かの理由で異常な増殖をはじめ、自分で制御できなくなって悲鳴を上げながら暴走している細胞たち、と思っています。

ですから、私の三大持病ともいえる腰痛、腱鞘炎《けんしょうえん》、偏頭痛《へんずつう》も、それを叩き、制圧しようと考えず、どうサポートすれば楽になるかを考えます。

仏教の古い言葉である「与楽抜苦《よらばっく》」は、「慈悲」をわかりやすく言いかえたものです。「与楽」とは喜びを与える、希望をもたせること、「抜苦」とは文字どおり苦痛をとりさることです。この働きを、「悲」といいます。

仏教の思想の根本は、ここにあるのではないでしょうか。

生き甲斐《がい》を与える、喜びを知らせる、希望をもたせるためには何が大事なのか。それは人を苦痛から救うこと、痛みを少なくすることです。そんな単純なところから、仏教を考えなおしてみたいと思うようになりました。

病気とも、ただ生理的に向きあっているだけではダメなのではないか、と考えるようになったのです。

15 「正常細胞がガン細胞と闘う」「ガン細胞が正常細胞を攻撃している」と考えない。ガン細胞は、悲鳴を上げながら勝手に暴走している可哀想な細胞なのだ。

16 刑務所生活を経て、筋金入りのプロの悪党に成長する者もいる。ガン細胞も叩かれれば叩かれるほど強く、しぶとくなる。

長年の付き合い、腰痛が教えてくれたこと

長年悩まされていた腰痛も、なだめすかしておとなしくなってもらおうと考え、いろいろ工夫してみました。そして発見した腰が楽な歩きかたが、能役者の

腰をすえて歩く方法

17 あまり颯爽《さっそう》と歩かない

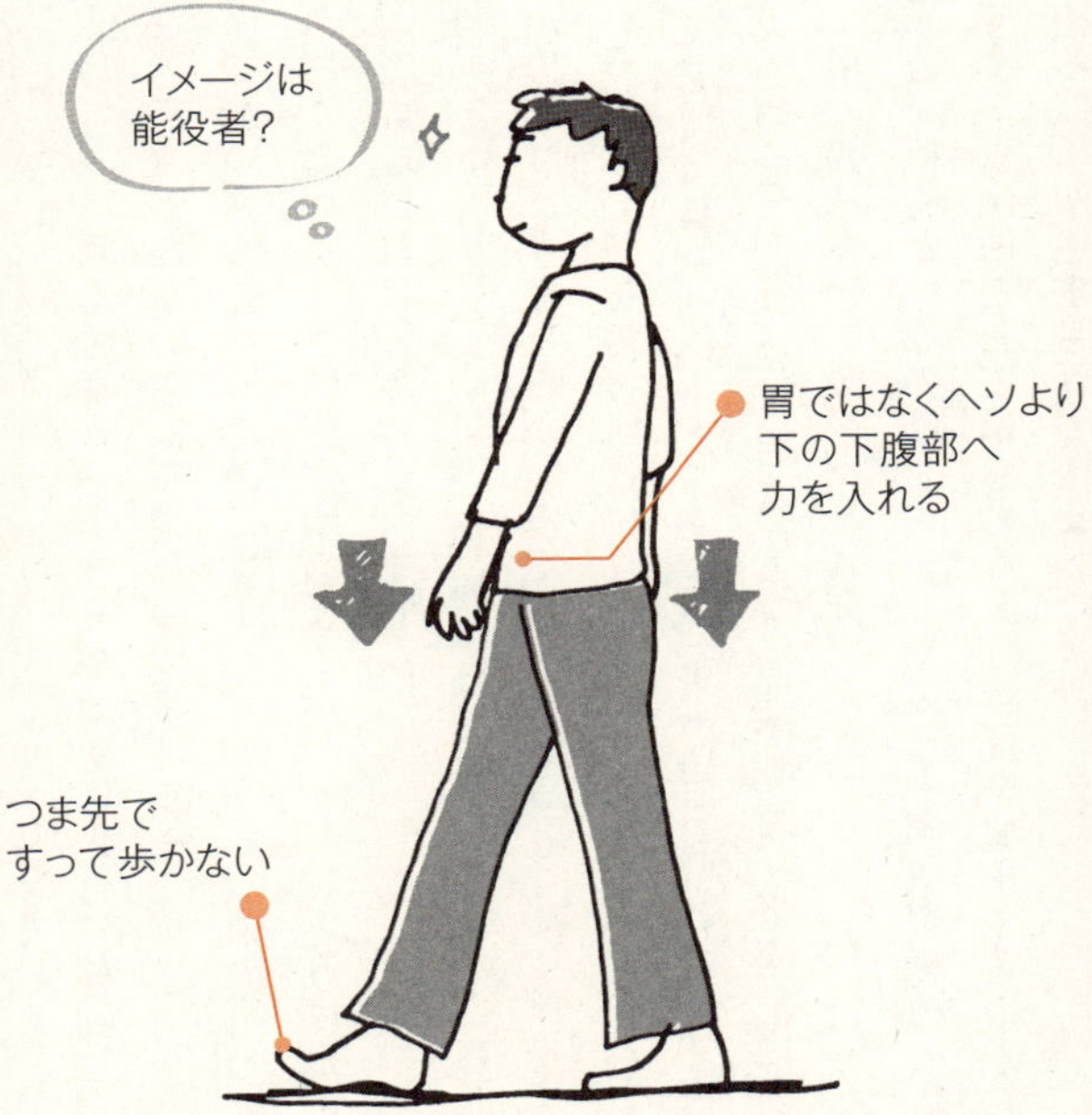
イメージは
能役者？
胃ではなくヘソより
下の下腹部へ
力を入れる
つま先で
すって歩かない

ポイント　腰は落とさず「すえる」

ような足の運びです。

足のつま先を上げ、足の裏を地面からあまり離さずに平行に移動し、かかとから着地する――この歩きかたがいちばん楽なのです。

そうやって歩いてだいぶ楽になったのですが、そのうち、脚や足の裏よりも大事なのは、やはり腰だということに気がつきました。どんなふうに歩こうと、腰がきちんと定まっていなければ痛みはとれません。

腰をすえて能役者のように歩くのが、腰痛には最良の歩きかたらしいのですが、腰をすえるためにはどうしたらいいのでしょうか?

腰をすえるというのは、腰を落とすということではありません。むしろ「腰を入れる」という感じで、体全体の重心をそこに集中することです。そのためには、軽く吸いこんだ息を下腹部に押しこむような感覚で、下腹部に力をためこみ、ヘソ下三寸(指の幅三本分)にグッと気合を入れます。

下腹部に体の重心を置くというのは、インドや古代中国で紀元前からすでにいわれていることです。養生法としてはもちろん、坐禅や武術、茶道から芸能の世界まで、腰をすえる技術が追求されてきました。

その技法は、やがて一つの思想、哲学にまで発展していくのです。

17 歩くときは、あまり颯爽《さっそう》と歩かない。腰をすえて能役者のように歩く。反動をつけずに重心の移動で進む。

簡単かつ単純な方法を求めて

下腹部のヘソ下三寸は、「臍下丹田《せいかたんでん》」と呼ばれています。「臍下」は文字どおりヘソの下、「丹田」はもっとも貴重なものの宿るところという意味です。ここから下腹部に意識を集中して行う呼吸が、腹式呼吸、丹田呼吸です。同じ場所のことを、「気海《きかい》」とも呼び、「気海丹田」ともいいますが、この部分に人間の中心を意識するというのは、東洋の思想です。この臍下丹田、つまり下腹部に力を集中するのが、「腰をすえる」ためのもっとも大事なコツです。

臍下丹田に重心をすえることについては、古くからいろいろなことがいわれてきました。しかし、生まれつき無精者の私は、あまり面倒なことを教えられると、たちまちいやになってしまいます。

真に重要なことは簡単にはできない、ということはわかっていますが、簡単で具体的なアドバイスが欲しいのです。

十二世紀に浄土宗を日本で広めた法然《ほうねん》は、「易行《いぎょう》」ということをとなえました。「難行《なんぎょう》」の反対で、やさしくやれるということです。厳しい修行や多くの戒律を守らなくても、念仏さえとなえれば必ず救われるという、大胆不敵な主張です。

これまで、「死ねばどうせ地獄行き」とあきらめていた民衆は、歓喜して法然のもとに集まりました。当然、既成の教団からの反発は大きく、弟子の親鸞などとともに都を追われてしまいます。

しかし、やさしく行う信心、「易行」という宗教思想は、広く人々のあいだに根づき、易行念仏という信仰は、時代を超えて大きく成長していったのです。

ようやく見つけた自分なりの方法

臍下丹田に重心をすえる、つまり腰をすえる簡単な方法は、まず肛門を締めることです。肛門を締めるということは、あらゆる養生法や呼吸法で言いつくされていますが、いざやってみると、これが案外難しい。

それでも、ひまなときに一瞬グッと引き締める練習をくり返していれば、次第に慣れてきます。一瞬、肛門を引き締めたら、すぐに下腹部に腹圧をかけます。このとき大事なことは、下腹部をやや前方にスライドさせるような感じでゆるめておくことです。そこに押しこむようなつもりで、腹圧をかけるといいでしょう。

私は、みぞおちから胃のあたりを引き締め、腹をあおるようにして息を押しこみます。腹部を波打たせるように、ヘソから下にグッと力を入れるのです。

すると、下腹部から腰の左右にかけて強い張りが出てくるのがわかります。筋肉の表面が固くなるのではなく、下腹部の一、二センチほど内側のあたりにベルトをしたような緊張感が生じるのです。

この張りがつくれたらしめたもので、腰痛がある程度軽くなります。立ちあがる際も歩くときも、なんとか我慢できるでしょう。この張りをずっと持続させたいのですが、フッと気を抜くと体がグニャグニャになってしまい、腰痛がもどってくるのです。

いま、「気を抜く」と自然に書きましたが、「気」とは何でしょう。呼吸ではありませんし、力を入れるという意味でも、重心という意味でもありません。やはり「気」としかいいようのない、なにかです。

「腹圧をかける」というのも、私の便宜上の表現です。月並みな表現をすれば「気を入れる」ということでしょう。腰を「すえる」というのもそうです。腰を「落とす」でも、「下げる」でもなく、「沈める」はやや近いものの、ちょっと違います。

やはり「腰をすえる」としかいいようのない感覚です。臍下丹田にグッと気を入れて、腰の周辺にしっかりした張りが生まれる状態を、「腰がすわっている」といいます。

五木流　「逆」腹式呼吸

19 「吐く」実技

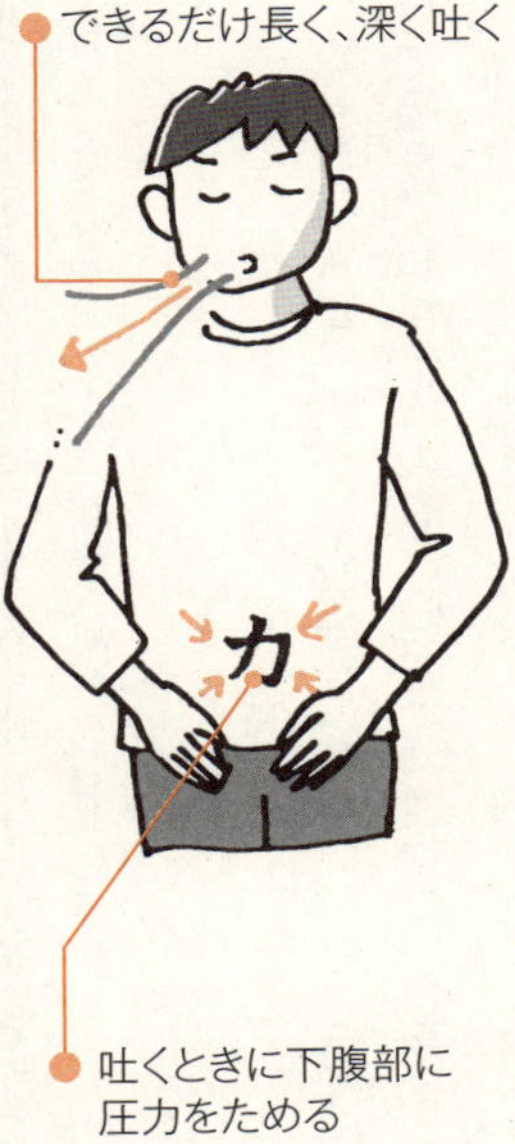
できるだけ長く、深く吐く
力
吐くときに下腹部に
圧力をためる

18 「吸う」実技

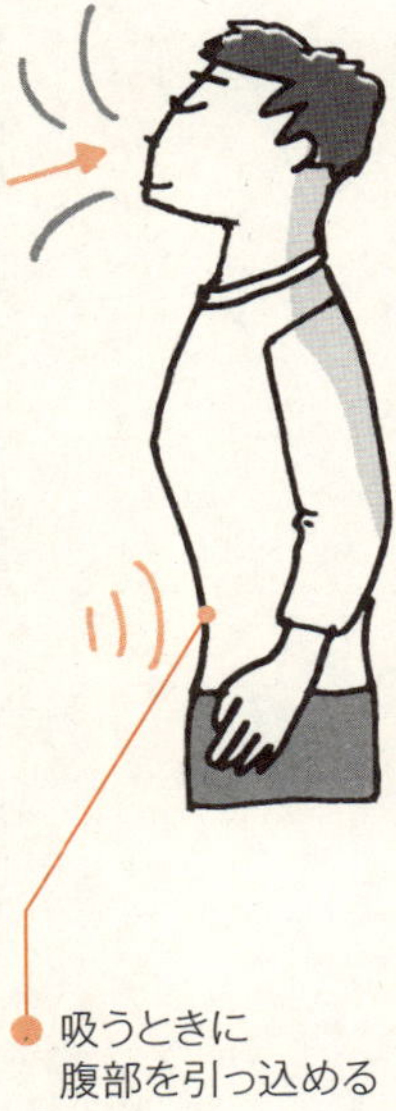
吸うときに
腹部を引っ込める

ポイント　状況によって呼吸のしかたを変える
急ぐときは激しく吐いて強く吸う

腰がすわると歩きかたも軽くならず、重く、滑るような歩きかたになります。下半身に重心がかかっていることが、腰痛にいい影響を与えるのだと、勝手に考えています。

18 呼吸は、吐く息が重要だが、吸う息も粗末にしない。吸う息は肺の下部左右を十分に拡げて吸う。私は一般の腹式呼吸とは逆に、下腹部をへこませて吸う。

19 息を吐くときは、肛門を締め、下腹部に腹圧をかけて息を押しあげるように吐く。

下半身ぽっちゃりタイプが健康

「下腹部を意識する」。これは、ヨガから道教、禅の呼吸法に共通して重要視されていることです。下腹部をどっしり、ゆったり意識することは、坐禅でもヨガでもいわれていることです。

「下腹部を寛放《かんぽう》せよ」というのも、その一つです。「ゆったりと広い海のように、くつろいだかたちで腹を構えなさい」ということでしょう。

立つときも歩くときも、何かの動作をするときでも、下腹部にグッと力を入れ、腰をすえたかたちにすると、動きが安定してきます。

腹を寛放した立ち姿は、下半身安定型です。歩くときも弾むように歩かず、昔のサムライのように腰を落とし、足をするような歩きかたになります。

このかたちは、典型的な日本人体型、オッサン体型でしょう。東洋的A字型体型は「洋ナシ型」といわれますが、下半身に重心のある、ぽっちゃりしたスタイルが洋ナシに似ているからです。西洋人の理想とされる、肩幅が広く、ウエストが締まり、腹部がくぼんでいるV字型体型とは異なるものです。

私たちは、近代の西洋的体型を理想だと信じこんでいるようです。しかし、いくら近代的な生活が世界を画一化しているからといって、風土と民族の個性まで単一化するのはおかしくはないでしょうか。歩きかたや立ちかた、姿かたちまで西洋モデルに追従することはありません。

A字型の、下半身ぽっちゃり型の体型を、私たちはもう一度見直すべきではないでしょうか。V字型の西洋的体型にこだわらず、A字型の下腹部を寛放する体をつくることこそ、日本人としての健康な体にいたる道ではないかと、私は考えています。

20
呼吸も、運動も、下腹部を意識するだけでよい。「重心は下に」と声を出してつぶやけば意識がそちらへ向く。

21
立つときも歩くときも、何かの動作をするときでも、下腹部にグッと力を入れ、腰をすえたかたちにする。

丸みをおびた仏像の姿をめざす

腕も肩も胸も、ふっくらと丸みをおびて柔らかく、下腹部と腰はどっしりと厚く重い姿——これが東洋人の理想の体型だということを、私は全国各地の寺々の仏像を見て、思い当たりました。

なで肩で、丸みをおびたなだらかな上体、豊かにふくらんでいる腰まわりや下腹部は、全体的に筋肉を感じさせない、見事なA字型体型です。布袋や大黒が、その典型でしょう。

仏像は人々の理想像です。とするならば、仏像のような体つきこそ、究極の東洋的体型といえるでしょう。

下腹部を意識する

**A字型の
ぽっちゃりタイプ**

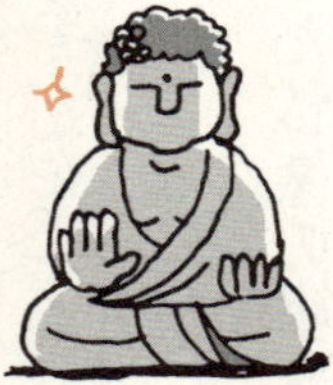

・洋ナシ型
・腕・肩・胸も丸みを帯びている
・下腹部と腰はどっしり厚く重い

↓

下半身重視

↓

副交感神経優位

＝

腸

**V字型の
西洋タイプ**

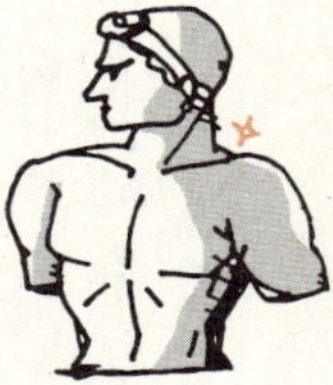

・肩幅が広い
・ウエストが締まっている
・腹部がくぼんでいる

↓

上半身重視

↓

交感神経優位

＝

脳

日本人はA型が理想？

西洋的体型は、自律神経でいえば交感神経優位型で、強く瞬間的な吸気を中心とする体型といえます。しかし、激しく、大きく動くだけが運動ではありません。じっと座っていても、体が強く運動している状態があります。一日中座りっぱなしの職人さんたちに長命な人が多いのは、畳の上で動かなくても、目に見えない全身活動が活発に行われているからでしょう。

このような体型をつくるには、重心を胸に置かず、下半身に置くことです。呼吸もおなかでする気持ちで、深く静かに、長く吐く。宇宙と一体化する感覚を気海丹田に集め、深い人間の実存感を味わうのです。

腰痛が人生の奥深さを教えてくれた

腰痛の原因には二つの側面があります。その一つが生理的、肉体的原因です。

これは生活習慣を見直し、日々の暮らしのなかで創意工夫をこらしてカバーします。無理のないトレーニング、ヨガや気功、体操や呼吸法、真向法《まっこうほう》や操体法《そうたいほう》などの習練も役に立つでしょう。よく歩くこと、バランスのとれた食事、適度な休養も大切です。

このような生理的、肉体的側面と同時に、もう一つの大きな原因が心の状態です。心理的側面というより、もっと深く、大きな人生観の問題ともいえます。哲学や信仰にかかわる部分です。

「たかが腰痛くらいでおおげさな」と笑う人もいるでしょう。しかし、これは事実なのです。人は心のもちようで腰痛（病気）になるのです。

七十をすぎて腰痛がぶり返したのは、二年間で百寺を回る、という仕事の半ばをこえたときでした。六十寺をすぎ、七十寺に近づいたあたりで疲れがドッと押し寄せてきたのです。

「あと、三十数寺」。来年の春までには、どんなことをしてでもがんばらなければならない。風邪をひかぬよう、交通事故に遭わぬようにしなければならない――そういう心理的プレッシャーが、腰痛というかたちであらわれたのでしょう。何がなんでも完走しなくてはならない、一回たりとも途中で休むことは許されない。そんな思いが重圧となって、私の体にのしかかってきたのです。

他力にまかせて心身をゆだねる

中尊寺を訪れるという数日前から、寝返りも打てないほどの腰痛が出てきました。

どんなに痛みがひどかろうと、這ってでも出かけなければならない、と思えば思うほど焦る気持ちが昂《こう》じ、痛みはますますひどくなっていきます。

中尊寺を訪れる前の晩、ベッドのなかで死んだようにじっとして、眠れぬ時間をすごした明け方、ふと頭にひらめいた言葉がありました。

「天命」です。これを言いかえれば、「他力」ということです。

人間が自分でできることなど、たかが知れている。「できるときはできる。できないときはできない。人事をつくしたあとは天命を待てばよい」。

もし天が「お前に百寺を回らせよう」と命じたのなら、どんなことがあってもそれは成就するでしょう。そのときは心から感謝すればいい。もし天が「この辺でいいだろう」と告げるのならば、百寺の旅は途中で終わる。それならそれでいいじゃないか、それが天の命ずるところならば、と自然に納得できたとき、私の腰は不意に軽くなったのです。

「わが計《はから》いにはあらず」という、親鸞の他力信仰のエッセンスともいえる言葉があります。すべてを自力で達成できるわけがありません。どんなに焦ったところで、他力の風が吹かなければヨットは動きません。もし、自分にその他力が働きかけてくれるなら、百寺はおろか千寺でも回れるかもしれません。

しかし、もし途中で挫折しても、それが他力の計いなら、何の文句があるでしょう。「いつやめてもいいのだ」と思った瞬間、私の硬化した心と体は、ときほぐされたのです。

ベッドを下りた私は、ためしにゆっくり部屋を歩いてみました。下腹部に力をこめ、腰をしっかりすえて歩くと、痛みはあるものの、どうにか歩けそうです。心のしこりが溶けて、体が柔らかくなっているような気がしました。

心と体は連動している。腰痛にも、その両方が大きく関係していたのです。

22

「この仕事をやりとげるまでは死ねない」などと考えない。リレーの走者のようにバトンを次世代に托すことこそ重要。

症状という体の声が教えてくれた真の養生

腰痛の根本的な原因は、人間が立って暮らすようになったからです。重い頭を背骨で支える直立二足歩行は、四足歩行に比べてはるかに腰に負担のかかるスタイルです。腰痛は、人間が人間として生きていく上で、どうしても背負わなければならない宿命です。すべての人間は、腰痛の気をもって生きています。私たちは、できるだけ腰に負担をかけないようにし、腰痛を出さない工夫をしなければなりません。

必ずしもすべての人間が腰痛持ちのわけではないのですから、腰痛にはいろいろあるはずです。しかし、腰痛に苦しめられながらすごす人もいれば、一生腰痛を知らずにすごす人もいます。そういう人は幸せですし、その幸運に謙虚に感謝しながら生きればいいでしょう。

一方、腰痛に悩まされている人も、そのことをなげく必要はありません。それは、人間的に生きている証しでもあるからです。腰痛は治りません。仲良く付き合い、できるだけ表に出ないように工夫と努力をすることです。

ものごとには直接的な原因もあれば、複雑にからみあった遠因もあります。いずれにせよ、腰痛は一つのメッセージだと考えましょう。心と体が、声なき声として送り届けている訴えなのです。

先ほども書きましたが、七十をすぎてから見舞われた私の腰痛は、一週間たらずで治《おさ》まりました。治《なお》ったのではなく、とりあえず引っこんだだけの話です。一回も仕事を休むことはありませんでしたし、ハードな取材旅行も無事に完走でき、とても幸運でした。

この痛みのなかで、すべて自分で動いていると錯覚しがちな自分に、他力にまかせる気持ち、天命を知ることの大事さを、あらためて気づかされました。このことは、どんなに感謝してもしきれないほどのものです。

頭ではわかっていても、実際になってみなければわからないことというのは世の中にはたくさんありますが、自分の足で歩けること、というのもその一つでしょう。

以前、右足首をひどく痛めたとき、足が不自由であることの大変さが身にしみてわかりました。ふだんは気にもとめない階段の横に、スロープがあることのうれしさといったらありません。

病気やけがなどとは無縁に生きてきた人には、とてもわからないことでしょう。

自分の耳で音楽が聴ける、自分の歯でものを食べることができることのありがたさは、そうできない人にとっては、言葉では言いあらわせないほどです。

その意味で、ときどき病気をすることは、人間にとって悪いことではありません（ただし、時間とともに症状が軽くなっていく病気に限りますが）。

腰痛に限らず、頭痛も腹痛も、あらゆる痛みは体の奥から発せられる信号であり、警告なのです。自己の存在の深いところから呼びかけてくる、声なき声。

その声に素直に耳を傾けるところから、真の養生の道は開けるのです。

23

腰痛など病気は体の不調であると同時に、心の緊張からも起こる。「他力」にゆだねる、という気持ちになれば、楽になることがある。

第2章

難しいことはやらない

——心身とともに

心と体は別々で一緒

「これ一つで腰痛になりました」ということもなければ、「これ一つで腰痛が治《なお》りました」ということもありません。「百国百景」ではありませんが、それこそ百の原因があってもいい。

なかでも、あまり気がつかないことが多いですが、心の状態という大きな問題があります。その人の人生観や感情、ものの考えかたや心理状態などが腰痛を引き起こすケースがあるのです。これは腰痛に限らず、すべての症状にもいえることでしょう。

ストレスと病気が密接な関係にあることは、いまや現代医学の常識です。病気の主要原因の一つは心の問題である、と私は考えています。

心と体の深い関係性の上に人間を見ていこう、人間を生きた総体としてとらえようという、ホリスティック医学なども同じです。心と体は別々で一緒、なのです。

ストレスは悪くない

ガンに限らず、さまざまな病気の原因がストレスである、ということは広く認められています。

ふだん、私たちがストレスと呼んでいるのは、心理的、肉体的プレッシャーのことです。私の場合は原稿の締め切りが最大のストレスということになります。そのプレッシャーたるや大変なもので、仕事の依頼を受けた時点からストレスは発生しています。

そんなプレッシャーのかかる締め切りを、何本も同時にかかえながら、五十年近くを生きてきました。ストレスのまっただなかで働いてきた、といっても過言ではありません。

原稿の締め切りは作家生活のストレスの一つですが、それ以外にも十重《とえ》二十重《はたえ》のストレスが毎日押し寄せてきます。そんななか、ふと感じる素朴な疑問があります。それは、「ストレスは本当に人間の健康をむしばむ悪玉なのだろうか」ということです。

あらゆる健康法が、ストレスをなくすようにいっています。緊張と重圧から心身を解放し、のんびりおだやかな時間をもちなさいという。ストレスだらけの生活をあらため、自然治癒力を高めようというわけです。

たしかに、それはそのとおりかもしれません。しかし、もしストレスが心身をむしばむ悪玉であるなら、なぜ私はこうして生きているのでしょう。とっくの昔に倒れていてもいいはずです。

明日のこと、いや、一時間先のことは、誰にもわかりません。こうして締め切りに追われ、肩で息をするように原稿を書いているこの瞬間にも、狭心症やクモ膜下出血で緊急入院する可能性はあるのです。

それでも五十年近くも仕事を続けてきたのは、上出来ではないでしょうか。

なくせないストレスなら、耐性をつけよう

ストレスをなくすことは、絶対に不可能です。そもそも、いまのような世の中で、ストレスのない生活など、ありえるのでしょうか。

「世間病むがゆえに、われ病む」という、仏教の言葉があります。

私たちはいま、大変な時代に生きています。朝、新聞を広げて、ため息をつかない日はありません。

いじめを苦に自殺する子供たち、理由なき通り魔の犠牲者、自分の赤ん坊を殺す親のニュースに驚かなくなった自分に、心が萎えます。

こういう時代に生きて、ストレスを強く感じるのは人間的な反応です。この時代にストレスと無縁の人がいるとしたら、それはむしろ心が病んでいる、不気味な存在だといえるでしょう。こういう時代にストレスを避けなさいと言われても、返事のしようがありません。

ストレスで心萎える状態を体験することは、むしろとても自然なことなのでは

ないでしょうか。

たしかに、ストレスは健康の敵かもしれません。しかし、多くのストレスをかかえながら元気に生きている人は、決して少なくないでしょう。私のまわりには、信じられないくらい重いストレスのなかで暮らしている人が何人もいます。「あたしが倒れたら一家心中しかないんだから、病気なんかしてられないわ」と笑いとばす肝っ玉かあさんもいます。

「世間病むがゆえに、われ病む」。いまの時代、人間らしく生きようとすれば、必ず強いストレスにさらされます。年金問題、リストラ、政治や医療の問題など、避けようのないストレスは私たちの周囲に山ほどあります。

「ストレスはなくせない」、ここから健康の問題を考えなおす必要があるのではないでしょうか。

ストレスは避けられないものであれば、それに対する抵抗力をつける以外、道はありません。

耐性菌という病原菌があります。ノロウイルスやインフルエンザウイルスは、新しい抗生物質が出るたびに、それに対する抵抗力をそなえて新型菌に変化します。

薬との追いかけっこになるため、医師も大変のようです。しかし、これからの人間は、耐性菌を見習わなければならないと思っています。ストレスを避けたり軽減したりするのではなく、ストレスに強い耐性をつくりましょう、という提案です。

24　こんな時代に毎日、明るく爽やかに生きていける人は、病気である。「世間病むがゆえに、われ病む」というのが人間的な人間。だからこそ、病める時代に病みつつ生きる養生の工夫が必要なのだ。

25　ストレスは人間が背負う運命で、それらから逃げ出すことができない以上、人はそれを受け入れるしかない。口惜しくても辛くても、そのストレスを引き受ける。

「ストレスはよい刺激」と受けとめる

この時代は、たしかに多くのストレスが人々の上にのしかかっています。しかし、不安とプレッシャーについていえば、私が小学生から中学生にかけて経験した戦中、戦後と比べて、現在がそれ以上にストレスが激化しているとは思えないのです。

そもそも、ストレスのない時代など、ないのではないでしょうか。

ガンをはじめ、多くの病気がストレスと関係していることはまちがいありません。ストレスによる過度の緊張が自律神経のアンバランスをもたらし、人間本来の抵抗力や免疫機能を低下させるのも事実でしょう。

人間の健康や病気を、部分部分で見ず、全体として総合的に判断することは、すでに常識です。いまどき、心身相関のメカニズムを認めない医学者がいたら笑いものでしょう。

だからといって、すべてをストレスのせいにし、ストレスなき生活を提唱することには賛同できません。

さまざまな病気の発生には、その人の免疫力、抵抗力、自然治癒力などの低下が大きく作用しています。そして、それらの力の弱体化には、まちがいなくストレスが関係しています。

しかし、それはストレスが悪いのではありません。ストレスはときとして、人間の生命力を活性化する働きもするのではないでしょうか。私の場合、強いストレスに背中を押され、なんとかきょうまで走りつづけることができた、というのが実感です。

ストレスをよい刺激として受けとめるか、おそいかかる悪魔としておびえるかの差だと思います。

ストレスを善にするのも悪にするのも自分次第

法然は「苦行はいらない、ただひとすじに『ナムアミダブツ』と声に出してとなえなさい」と教えました。誰でもやさしく行える、「易行」といわれる信仰です。

法然が「やさしく」教えたことを、親鸞が「ふかく」きわめていき、蓮如《れんによ》はそれを「ひろく」人々に手渡して歩くことに生涯を捧げました。

「他力」という思想は、こうして世間一般の人々のあいだに深くしみわたっていくのです。

私たち一般人は、苦行や修行に身を投じなくても、心から仏の名をとなえれば、大きな「他力の船」で対岸へ運んでもらうことができる、と信じてきました。

たしかに、苦行のための苦行は無意味です。私にはとてもできません。しかし、苦しみに耐えること、苦しみを克服する努力には、何かがあるような気がします。

私たちに降りかかってくるストレスをすべて回避し、それから逃れることが健康への道だと、私は思わないのです。

私は、ストレスがよいなどといっているわけではありません。ストレスは人間が背負う運命で、それから逃げ出すことができない以上、人はそれを受け入れるしかないでしょう。ストレスに善玉も悪玉もないのです。

私たちの学生時代、サルトルと並んで愛読されたカミュの作品に、『シジフォスの神話』がありました。ギリシャ神話のシジフォス（シーシュポス）という男の物語です。

シジフォスは天上の神ゼウスから罰を受け、その死後、終わりのない苦役をあたえられます。巨大な岩を山の頂上まで押しあげる作業です。山頂にあとひと息というところで、岩はゴロゴロ転がり落ちる。それを再び麓《ふもと》から山頂まで押しあげる。シジフォスはこうして、永遠につづく不毛の作業をくり返しつつ、地獄に生きなければならないのです。

それでもシジフォスは、その運命を呪ったり嘆いたりしません。ただ黙々とその運命に向きあおうとするのです。

私たちはその姿に、なぜか感動をおぼえずにはいられません。無益とわかっている仕事に無言で取り組むシジフォスを、愚か者として笑う人がいるでしょうか。

腸内の細菌に、悪玉菌と善玉菌があるといいます。悪玉菌を減らし、善玉菌を増やせば人は健康になれるそうです。そしてその中間、環境次第で善玉にも悪玉にもなるという日和見菌がどちらになるかが大勢を決するといいます。

仏教の縁起説をとおしてみても、同じことがいえます。悪玉も善玉もない、その状況によって善玉にもなり、悪玉にもなる――と同時に、もし悪玉をなくしてしまえば、善玉などという存在には意味がないと考えられています。

光と影は一体で、分けることはできません。影はいらない、光だけ増やせというのは無理な話で、光が強ければ、当然、影も濃いのです。ストレスは避けることはできません。そして、ストレスはストレスです。それを光にするか影にするかは、私たち自身の姿勢ではないでしょうか。

26 人間は地球という生命体の寄生虫。その虫にさらにたくさんの寄生虫が共生している。そのような寄生生物をすべて殺してしまえば、宿主も死ぬ。

ポジティブシンキングはネガティブシンキングから生まれる

ストレスを悪しき敵とみなし、闘ってねじ伏せ、勝利することが大事なのではありません。

生きていると誰しも、なんともいえない辛い出来事や、それこそ死にたくなるほど情けない局面に立ちあわせられることがしばしばあります。体の深いところから、「あーあ」と大きなため息がもれてくることもあります。

「泣き面にハチ」とはよく言ったもので、不幸やトラブル、辛いことは重なるものです。不運が連続しておそいかかってくるときに、前向きのポジティブシンキングなど、ほとんど役に立ちません。「人生には無限の可能性がある」「夢は必ず実現する」などと自分に言いきかせたところで、事態はいっこうに好転しないものです。

私はそんなとき、徹底したネガティブシンキングになることで、なんとかしのいできました。「人生とは苦しみの連続である」と、はっきり覚悟するのです。

生きるということは、決して喜びと幸福につつまれて春風に吹かれるようなものではありません。「人生は重き荷をおうて遠き道をゆくがごとし」と、昔の人は言いました。「誰がなんといおうと、人生とはこういうものなんだ」と覚悟する。シジフォスの姿に自分を重ね、これが生きるということなのだと覚悟するしかないのです。

その諦念《ていねん》の底から、かすかに湧いてくる力があります。それしかないのなら、それを引き受けるしかないという、居直りのエネルギーです。ポジティブシンキングは、ネガティブシンキングから生まれるのです。

楽しそうに暮らしているほかの人は、ほかの人。自分はこういう星の下に生まれてきた、その運命を投げ出すか、引き受けるかです。

27

一日に何回か、「あーあ」と声を出しながら大きなため息をつく。深いため息は、多いほどよい。

ため息は健康によい

27　1日に何回か「あーあ」と声を出しながら深いため息をつく

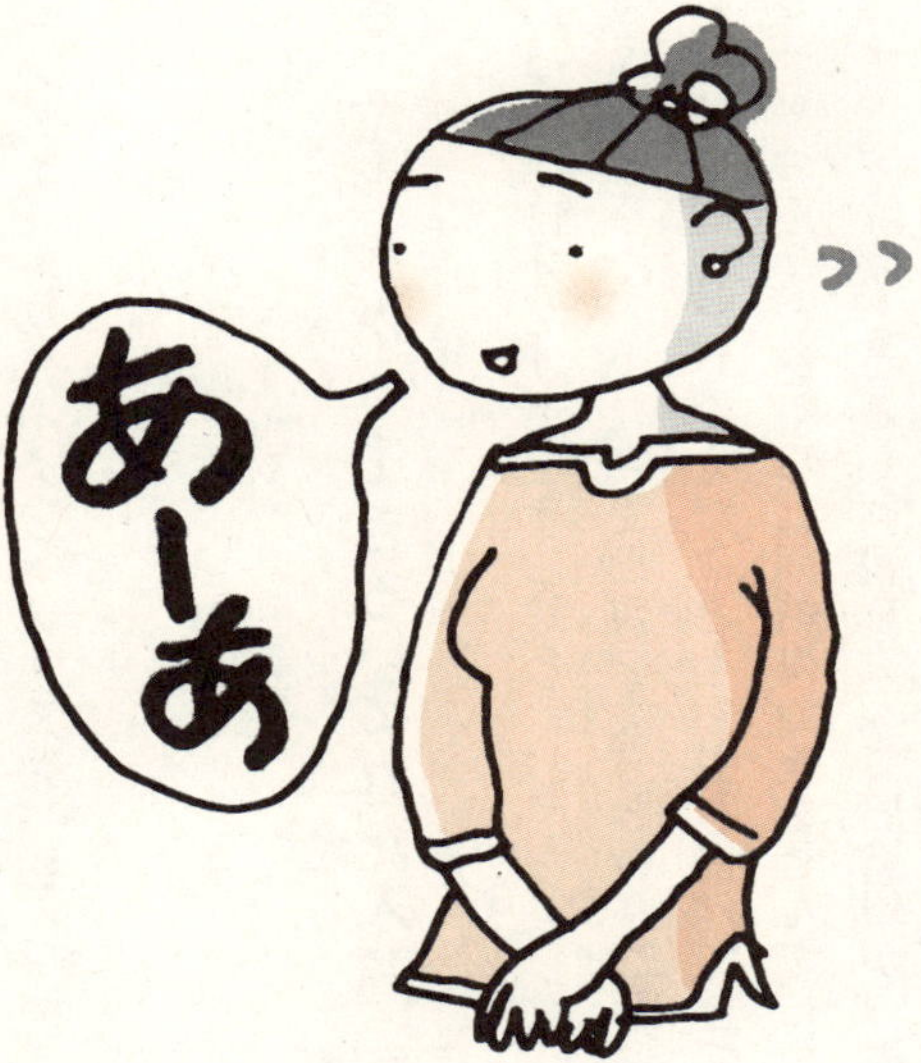

ポイント　何事も覚悟することが重要

28

「人生とは苦しみの連続である」とあきらめ、居直るとエネルギーが出る。ポジティブシンキングは、ネガティブシンキングから生まれる。

ため息をつき、泣きながら生きる。それが人間

私は若いころ、いつも「自分だけがどうして?」と、なんともいえない気持ちを噛《か》みしめることがありました。十二歳で母親を失うということは、じつに情けないことなのです。外地で敗戦をむかえたことも、引き揚げてきて住む家さえなかったことも、すべて身の不幸と感じられ、納得できませんでした。

しかし、考えてみると、片親どころか両親を失って旧満州から逃れてきた少年は数多くいましたし、帰国できず外地に残されて生きる同胞もいました。世の中のすべての人たちが幸せに暮らし、自分ひとりが岩を運ぶ運命にあったとして

も、それはそれでしかたがないと覚悟するしかなかったのです。

最低のマイナス思考が、そのころの私を支えていたような気がします。希望をもつことも、夢を抱くことも大事です。可能性を信じて明るく生きていくのもいいでしょう。しかし、百人が百人とも、信じた夢が実現するとしたら、それはすでに夢ではありません。一人がそれをつかみ、九十九人が空しくはずれるから夢というのです。万人に実現するわけではないからこそ、「夢のような出来事」というのです。

生きるということは、ストレスの連続です。それを敵として立ちむかうのではなく、愚痴をこぼしながら立ちすくむのでもない。ただ深いため息をつきながら、また、ときには涙を流して泣きながら、その重圧を背負って生きるしかないのです。

ストレスをバネにして新たな可能性を創り出せ、などと格好のいいことはいいません。人はただ、口惜しくても辛くても、そのストレスを引き受けるしかないのです。

29 笑うことは心身によいが、泣くことも同じ。涙は魂を浄化する。

30 悲しむことは心身によい。深く悲しみ、涙を流す人が、腹の底から笑う。単なるバカ笑いは、免疫力の向上には役立たない。

31 ストレスは外的な状況ではない。受けとめる側の問題。ストレスがガンの原因であるなら、医師と政治家は全員ガンになるだろう。

睡眠薬との付き合いかた

毎日、冷えやむくみ、頭痛に悩まされたり、体に湿疹ができたり、高熱がつづいては、苦しいでしょう。睡眠一つとってもそうです。私も年をとり、一気に眠るわけにいかなくなりました。どうすれば一度も目を覚まさずに起きられるか。寝ているため、自分では気がつきませんでしたが、私も睡眠時無呼吸症候群の傾向があるようです。右側を下にして寝るか、左側を下にして寝るか。枕は低いほうがいいか、高いほうがいいか。高い枕で顔を上げて寝ると、喉を圧迫して無呼吸になりやすいようだなどと、工夫しています。「おかげで、すごくうまく眠れたな」と思えれば、いい気持ちでしょう。

毎日眠るのですから、目覚めたときに快適なのがいちばんです。

人によって、睡眠時間も異なります。血圧の低い人で八時間寝ないとダメという人もいれば、五時間で十分、短くても深く眠ればいいという人もいるでしょう。要は、自分に最適な睡眠の状態を探すことです。

寝酒なども、人の言うことを聞かないで、自分の体験でやっていけばいいのです。飲みかたにもよると思いますが、私はナイトキャップ（寝酒）を飲むと、だいたい一、二時間で目が覚めてしまいます。

現代の高齢者にとって、睡眠導入剤を使うのは当たり前になりました。読売新聞社の渡邉恒雄《わたなべつねお》さんは、もう四十年か五十年、若いときから睡眠薬を欠かしたことがないそうです。彼のようにあんなに元気で行動的な人でも、寝つきが悪いことがあるのでしょう。

睡眠導入剤を飲んでいる人は、ごく普通に飲んでいます。ある医師に言わせれば、いまの睡眠薬は昔のように習慣性もないそうです。また、年をとって眠りが浅くなるのは当たり前で、寝つきが悪くなるのは自然な老化ですから、それに対して適当な睡眠薬と上手に付き合っていくほうがいいそうです。

睡眠薬は絶対に飲まないほうがいい、などということはないそうなので、飲まずに悶々としているより、飲んで気持ちよく寝たほうがよっぽどいいと思います。

私もときどき睡眠導入剤を飲んでいますが、同じものを常用しないようにするなど工夫しながら、必要なときに飲むというふうにしています。これを飲まないと落ち着かない、というような心理的な依存性が出ないようにしたいからです。

自分が快適にすごすにはどうすればいいかを知ることは、大切なことなのです。

32 高い枕で顔を上げて寝ると、喉を圧迫して無呼吸になりやすい。

33 睡眠時間に基準はない。一般に肉食の日は短く、菜食の日は長い。ほぼ七時間をめどにして、その前後二時間ずつの幅のなかで、年代とともに推移するのが自然。

34 睡眠薬は飲まずに悶々としているより、飲んで気持ちよく寝たほうがよっぽどいい。

35 常用している薬は、ときどき休む。

36 サプリメントも気休め程度に飲む。一種類の薬を長期服用しない。

寝る前の水分摂取も人それぞれ

ただ、睡眠導入剤を飲まないときなど、やはり眠りについても二回は目が覚めます。トイレに行きたくて目が覚めるときもあるし、そうでないときもあります。

「血がネバって脳梗塞になるのを防ぐため、寝る前には水を飲んだほうがいい」と言われてガブガブ飲みすぎ、夜中にトイレに目を覚ます人もいます。

東洋医学には「水毒」という考えかたがあり、喉が渇いたときに飲むだけでいいという意見もあります。寝る前に水分をとりすぎなければ、トイレに起きずにすむでしょう。

私はその代わり、枕もとにコップを置いていて、起きたら一杯、サッと飲むことにしています。寝る前はできるだけ水を飲まないようにする。水分が不足すれば、それは血液も体の体液もネバっぽくなるでしょうが、水を飲むと血液がサラサラになるなど、そんな水で薄めるような話ではないでしょう。

朝の習慣

37 枕もとに1杯の水を置いておく

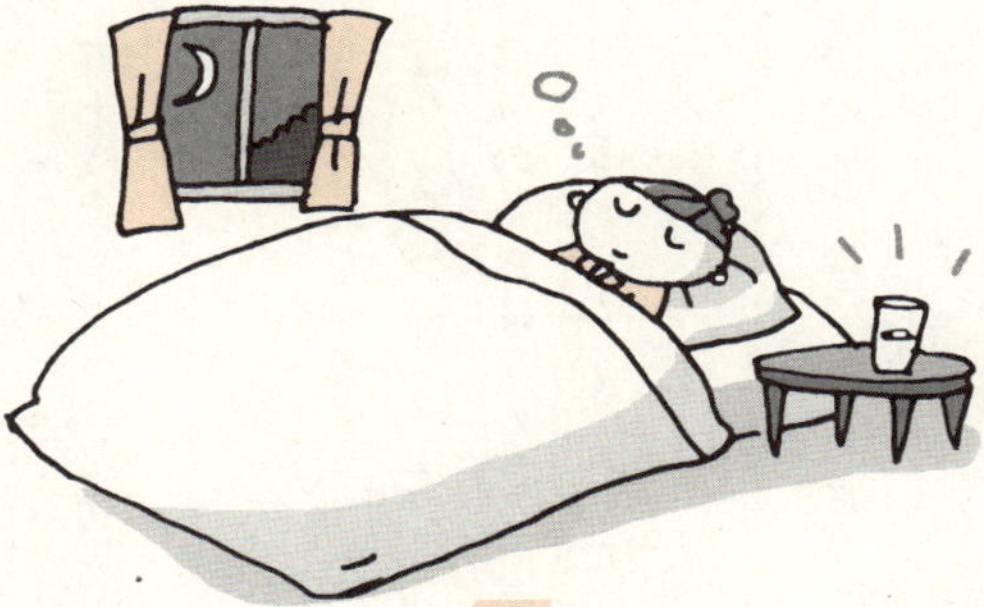

朝起きたらまず水を飲む

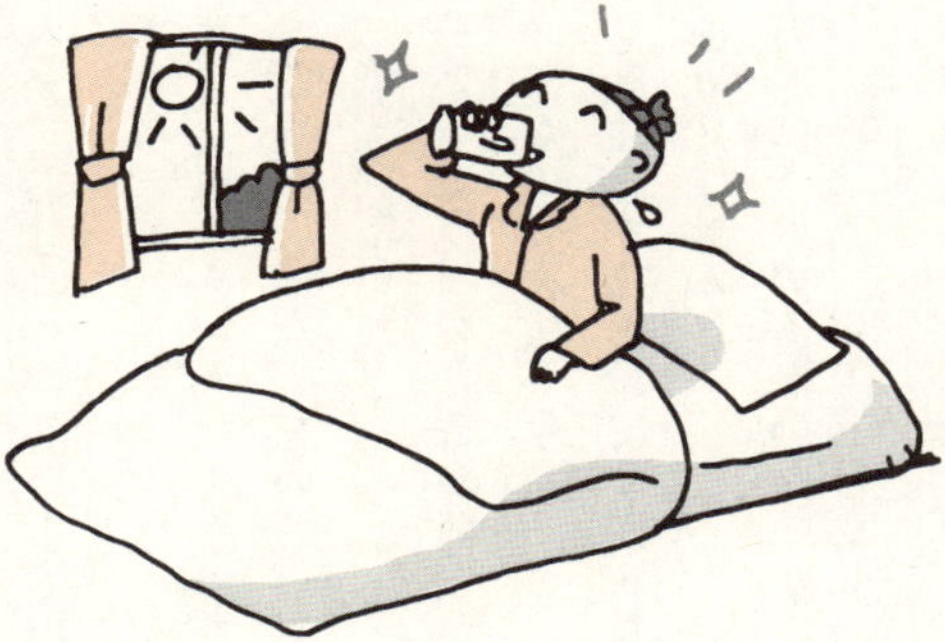

一日に大きなペットボトルの一本半くらいは飲むという人もいますが、そういう体質なのであって、そんなに飲まなくていい人だって、当然います。

また、男性は五十歳をすぎると前立腺が肥大するため、おしっこが勢いよく出ません。

前立腺のガンはアメリカに多かったのですが、日本はこれからいちばん多くなるのではないかといわれています。「これは老化なんだから、前立腺をいちいち手術しないで、ほうっておいたほうがいい」、という説が多いようです。

老化、加齢は病気のいちばん大きな原因ですが、「そろそろ、もうこの世の中にいなくてもいいですよ」という通知なのでしょう。ほかの動物は、生殖期を終えるとだいたい命を終えるわけです。人間はそれでも長生きするわけですが、長生きしてどこも悪くなくて元気、などということはありえません。

もしそんな人がいたとしたら、一万人に一人、十万人に一人いるかいないかの特異体質です。

37 枕もとにコップを置いておいて、起きたら一杯、サッと飲む。

歯磨きも歩くのもエンジョイする

人間の永久歯は、全部で三十二本あります。自前の歯は五十歳で二十二本残す、六十、七十歳の老人でも十八本は自分の歯が理想だといわれていますが、それも人によりけりでしょう。

私はかなり前から、意識的に食べ物をよく嚙むようにしています。嚙むことは、ただ消化をたすけるというだけではありません。よくいわれることですが、嚙むことによって、脳や精神活動に大きな影響をあたえるのです。

利き手、利き足があるように、利き歯というものがあります。私は固いものを嚙むときは右の奥歯で嚙む癖があるため、なるべく左の奥歯でも嚙むようにしています。片方だけで噛むと骨格が歪んでくるからです。

それは確実に脳に影響を及ぼすでしょうし、体全体にも影響をあたえるでしょう。利き手や利き足にばかり頼りすぎると、必ず歪みが出てきます。ある程度はしかたがありませんが、できることは意識的にしていきたいと思っているのです。

噛んで「味わう」ということは、単に味だけのことではありません。歯ごたえ、舌ざわり、味、喉ごしなど、歯だけではなく、歯ぐき、頬の内側、上あご、唇などあらゆる器官を総動員して味わいます。よく噛むことで、食べ物のうまみが口中に広がっていくのです。

また、見る、つまむ、においをかぐ、食器を楽しむ、季節を感じるなど、口にはこぶ前からすでに脳全体で「味わう」活動ははじまっています。「うまい」と思わずつぶやいてしまうとき、それらのすべてがハーモニーとなって私たちを喜ばせるのです。

以前、私は週のうち二日は、おおざっぱに噛むだけの日をもうけていました。たしかによく噛んでどろどろの流動食状態で消化器に送りこめば、胃も腸も負担

噛む習慣

38 左右どちらかの歯に偏らずに噛む

39 週に1度は噛まずに飲みこむ

- あらゆる器官を総動員する

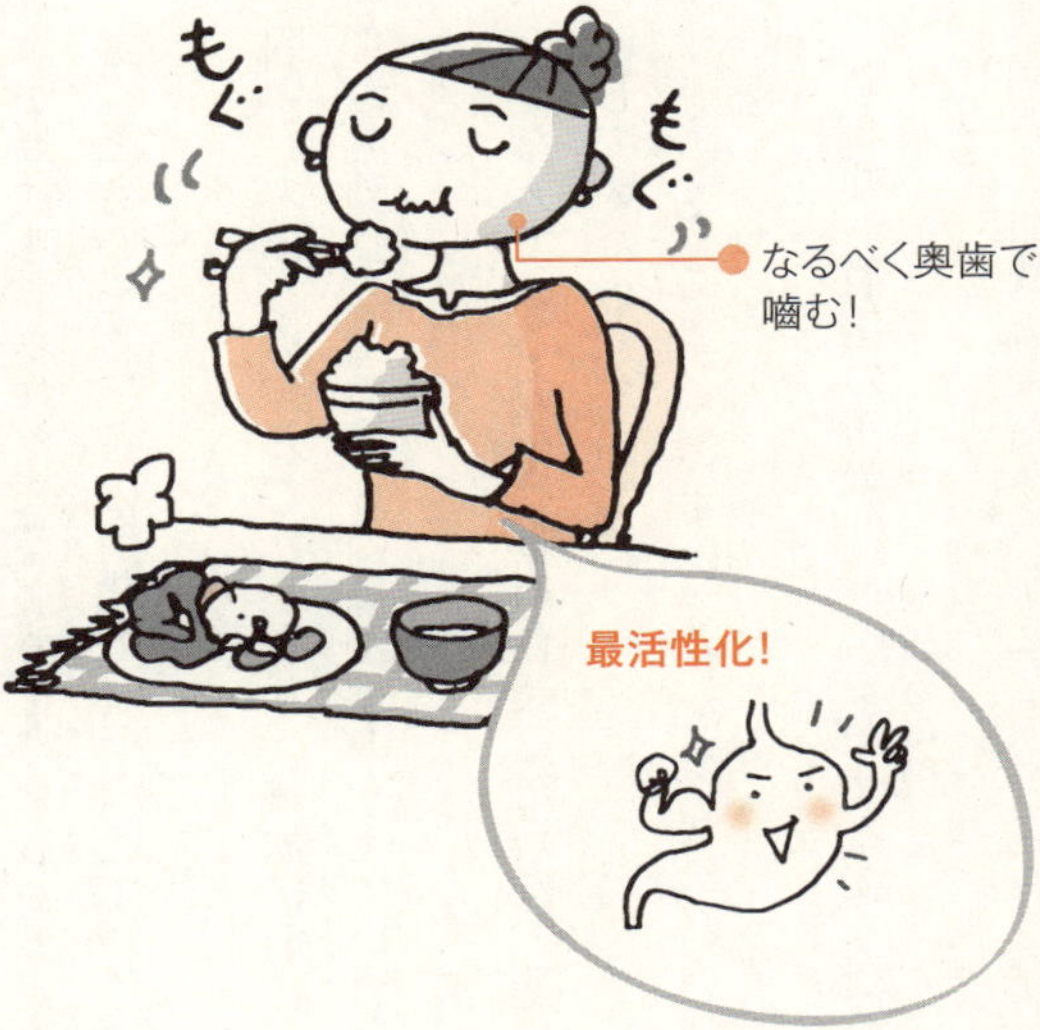

ポイント 「噛む」ことを意識して食べる

が軽くていいでしょう。しかしそればかりでは、胃腸の能力が衰えてしまうのではないか、と考えるようになったのです。

医学書を読んで、胃と胃液が野性味あふれた旺盛な消化力をもっていることを知りました。胃腸は本来、獰猛《どうもう》ともいえるほどの消化力をそなえている器官なのです。

十分に咀嚼《そしゃく》されなかった固いものにも勇躍おどりかかり、貪欲に消化するのが彼らの任務なのに、よく嚙んだ流動食みたいなものばかりあたえていれば退化してしまうでしょう。

そう考えた私は、胃が本来そなえている力を目覚めさせるために、週に二日はよく嚙まずに飲みこむことにしていたのです。

しばらくそんな生活を送っていましたが、いまはそれをやめ、「いい加減」に落ち着いています。

「いい加減」、つまり適当に嚙んで、消化の仕事は胃にまかせるようになりました。

「いい加減」という言葉は、「いい加減な人だな」などと、否定的に使われることが多いですが、私は養生法に関しても日ごろの摂生についても、「いい加減」を大切にするようになりました。

「加」は加えること、「減」は引くことです。ものごとを足したり引いたりして、ちょうど適当な「いい加減」が、「良い加減」なのです。

38 左右どちらかの歯に偏らずに嚙む。

39 よく嚙んで食べるが、週に一度くらいはあまり嚙まないで飲みこみ、消化器を目覚めさせる。

楽しむ工夫を欠かさぬこと

私は歯を磨くとき、自分がどの歯を磨き、どの歯をケアしているか、頭のなかに自分の歯の配列をイメージとして浮かべ、楽しんで磨いています。

また、上下の歯を磨くのに五分ほどかかりますが、そのあいだ、片足で立つということを、長年やっています。これは、年をとってくるとバランスが悪くなるため、バランス力を養っているのです。

メニエール病など、三半規管が関係する病気はいろいろありますが、健康診断では、片足で四十五秒立てれば問題ないといわれています。歯を磨いているから上体が動くため、片足で立つのはなかなか難しいですが、それでも一年もやっていると、歯を磨くときには自然に片足で立つようになりました。

そのせいか、私はよろめいたり足をくじいたことがありません。片足立ちでバランス感覚が養われたからでしょう。

私は関西弁で言う「いらち」なので、昔はよく、横断歩道で信号になると「まだ変わらないのか、まだ変わらないのか」とイライラしていました。それが、信号待ちの際にも片足で立つようになると（まわりの人は変な顔をしますが）、待ち時間がバランス感覚を養うちょうどいい時間に早変わりです。

常にバランス感覚を養っていると、年をとってもふらつきません。年寄りはや

体のバランスの習慣

41 重いカバンを片方の手で持たず、バランスを取る

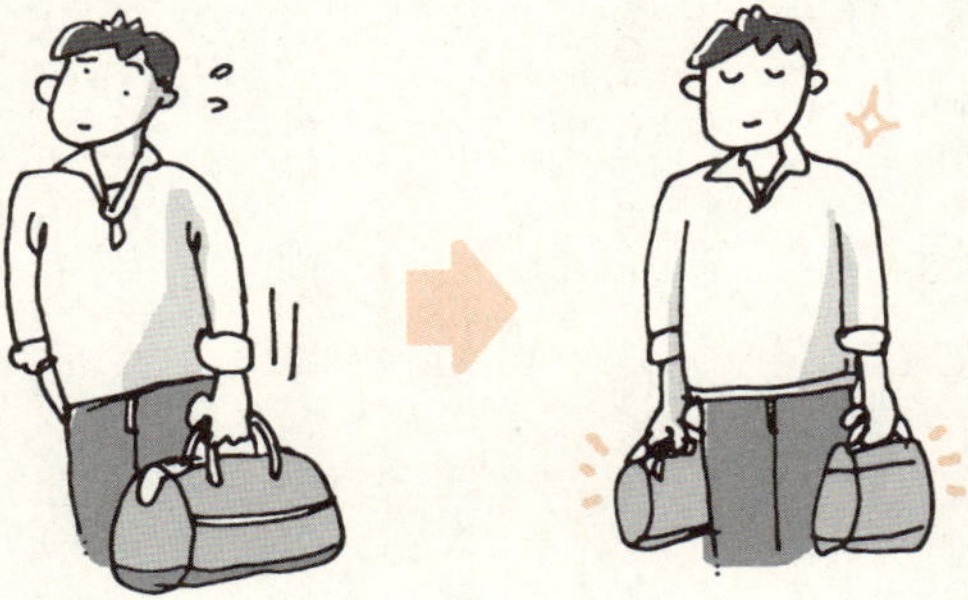

42 階段はナンバ歩きで登る（「ナンバ歩き」とは→105頁参照）

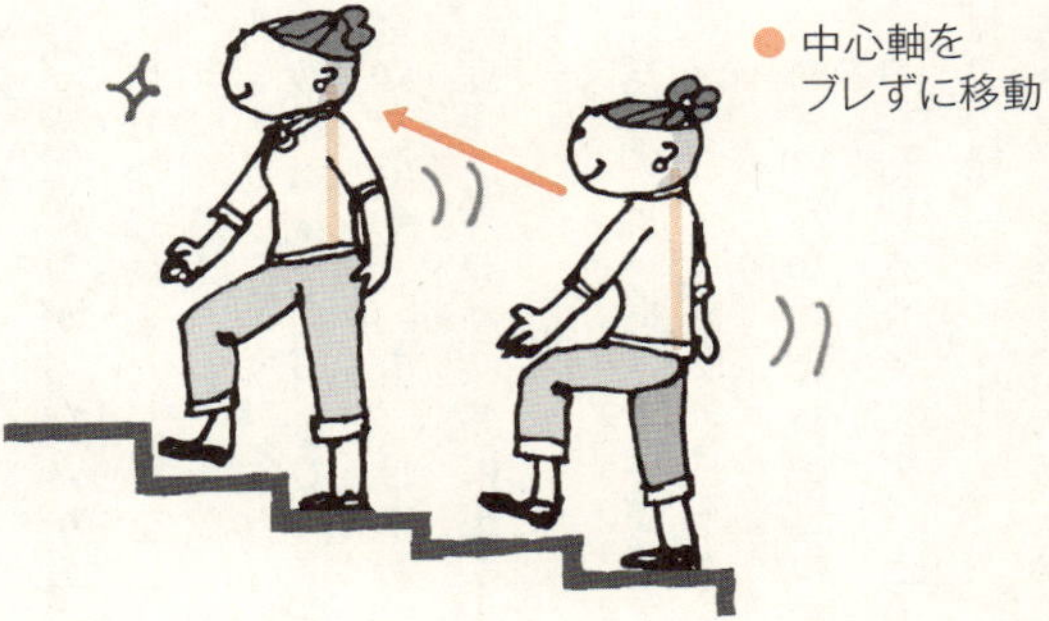

はり、転ぶことがいちばんの大問題で、転んで骨折し、寝たきりになる。これが一つの定番なのです。

つまずく原因は、すり足で歩くようになるため、つま先が上がらないからです。ちょっとした段差でも転びやすくなりますから、自分なりの歩きかたを工夫したほうがいいのです。

西洋式の歩きかたは、両手を交互に大きく振り、そのひねりを利用して体重を移動しながら、つま先を上げてかかとから下りる歩きかたです。一方、日本では古来から、俗にいうナンバ歩きという、右手と右足、左手と左足を一緒に出す歩きかたです。

私はいろいろ試してみて、階段を上がるときには必ずナンバ歩きで上がります。そうすると、すごく楽なのです。

階段の前でいちいち、「いやだな、エスカレーターもないのか」などと思わずに、上がりやすい歩きかたを工夫する。若いときのようにはいかなくても、どうすれば階段が楽に上がれるかをエンジョイして考えましょう。

自分の歩幅をどれくらいにすれば楽に階段を上がれるか、ためしてみるとぜん

ナンバ歩きと西洋ウォーキングの違い

現代人の歩き方（西洋式）	ナンバ歩き
	右手と右足、左手と左足を同時に前に出す歩き方。
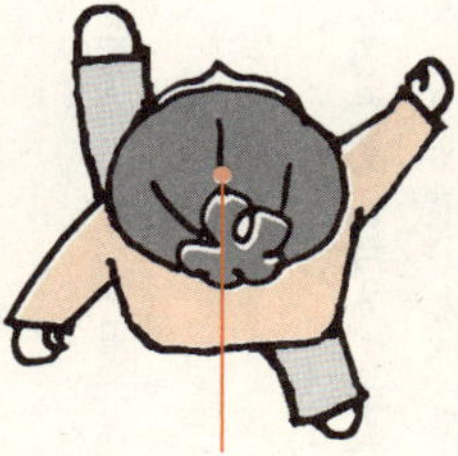	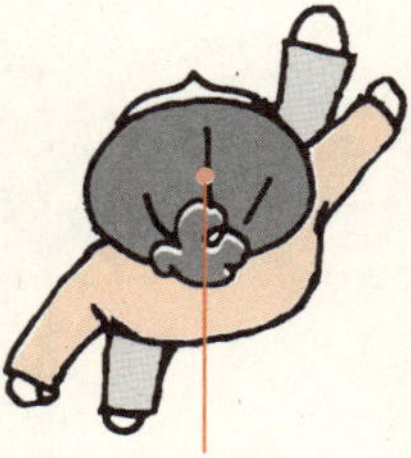
・ひねって歩く	・ひねらないで歩く
・上半身と下半身のひねりを利用する	・上半身と下半身が連動している
・腰に無理がかかる	・腰に無理がかからない
・腕を前後に振る	・腕の引き上げ、押し下げ
・前足で着地し、キックする意識で足首・膝・腰が緊張	・後ろ足を前に運ぶ意識で足首・膝・腰が楽
・膝を伸ばす	・膝を伸ばさない
・かかとから着地する	・足裏全体で着地する

ぜん違います。毎日が新たな発見の連続になります。

40 歯を磨くときは、小笠原流でそっと磨く。強くブラシでこすっても歯石はとれない。

41 体のバランスが悪くなるため、片方の手だけを使わない。左右両手が同じ感覚で使えることが望ましい。重いカバンを片方の手だけでさげない。

42 階段はナンバ歩きで上がる。足で上がらずに、腰で上がる。上り下りともつま先はやや開く。

手足への刺激が脳や心臓を活性化させる

私は、中心が元気であるためには、末端がいきいきしていなければいけないと考えています。体の中心的な臓器が元気になるには、手や足の先、皮膚や指先など、末端が元気なことが大切です。

ですから、足の裏や足の指などは、以前からとりわけ大切にしてきました。顔より足の面倒のほうをよくみてきた、といっていいでしょう。仕事に疲れると、足の裏や足の指をもみます。ツボがどうこうというより、押して気持ちのいいところも痛いところも、まんべんなくもみ、さすります。そうすると足の全体の血行がよくなりますから、悪いはずがありません。

免疫療法の一つとして、手足の指を刺激する療法が提唱されています。私は、脳や心臓など重要な器官は、末端がいきいきしていなければ活性化しない、と信じているため、何十年も前から我流で刺激しつづけてきました。

いまでは、テレビを見ているときやタクシーに乗っているときなど、無意識に

体の末端に対する習慣

43 足の裏や指先など一本一本ていねいにマッサージする

44 足の指一本一本をじっと眺めてみる

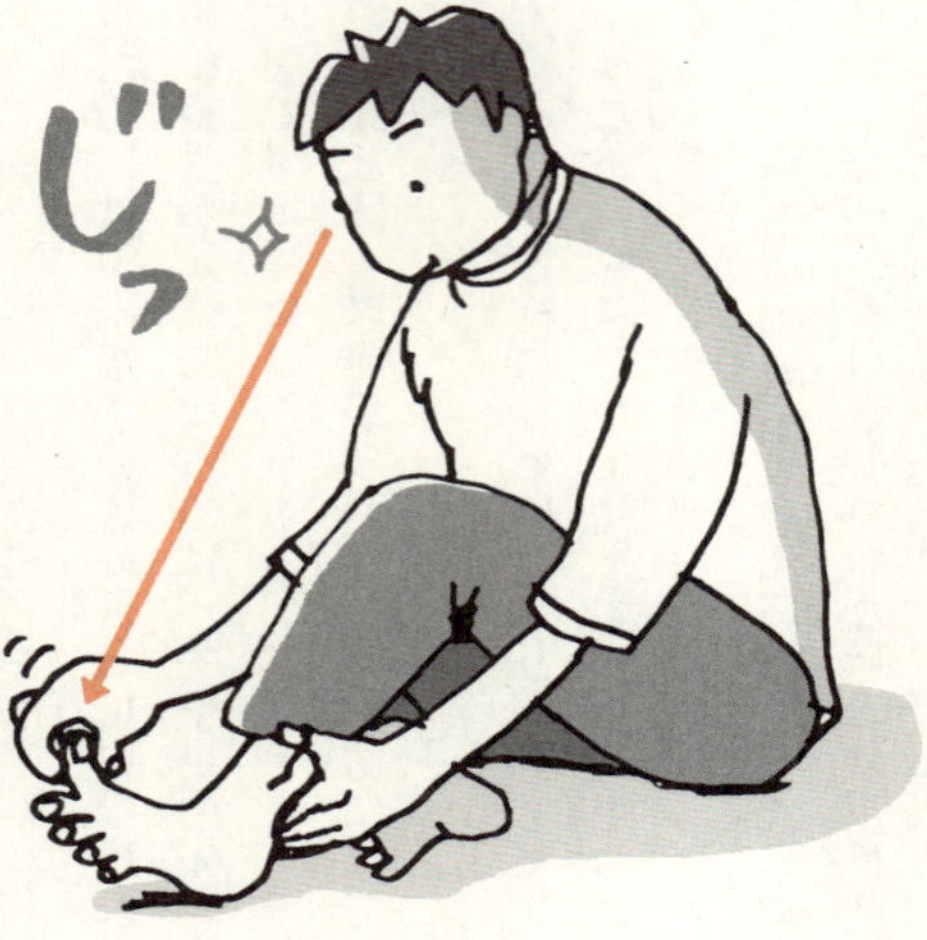

ポイント 自分の末端を大切にする

手をもんだり足首を回したりするほどの習慣になっています。そのおかげで、手足はいつもポカポカです。

43
中心は辺境に支えられる。心臓や脳を気遣う前に、指先、掌《てのひら》、足裏などの末端を大切にする。風呂に入っているときは、いつも足の裏や、足の指一本一本をていねいにマッサージする。

44
足の指の一本一本にも個性がある。ときどき、じっと眺めてみる。

末端を大事にしてこそ全体が健康になる

心臓や脳には気を遣う人が多いですが、私は骨や胃腸がものすごく人間を左右していると思います。腸も、考えるという感覚があるのです。

エビデンス（その治療法などがよいという証拠）がどうこうでいっているのではなく、これまでの経験から、胃腸を整えることの大事さがわかってきたのです。

脳や心臓に比べ、胃腸は重要ではない、下位の器官、次元の低い器官のように思われているところがありますが、やはり大事なのです。

胃腸にも心があるように思えます。「むかつく」というのは胃腸の感覚です。「腹を立てる」もそうです。怒っているときは心臓や脳が怒っているのではなく、胃腸が怒っているのだと考えると、胃腸の大切さがわかります。

上半身と下半身に分けると、私たちはどうしても上半身のほうを大事にしがちです。しかし、じつは下半分、下部構造に健康に関する大事なものがあるような気がします。

ですから私は、風呂に入っているときは、いつも足の裏や、足の指を一本一本ていねいにマッサージしています。末端をとにかく大事にする。

国でいえば、地方の町が枯れていくと日本全体も危なくなってくるということです。末端がちゃんとしていれば中心も大丈夫という感覚です。

45
体や筋肉は、強くもむより、やさしくさするほうがいい。

頭は洗わない――「清潔すぎ」は病気である

一部の人のあいだですっかり有名になってしまいましたが、私はなるだけ髪を洗わないようにしています。これは、若いころからそうでした。

新人作家のころは年に二回ほど、年をとるとともに春夏秋冬の四回洗うようになりました。最近は加齢臭などというやな言葉が出てきたせいもあり、二ヶ月に一回くらいの割合で洗髪しています。

回数は増えたとはいえ、洗髪はほどほどにしたほうがよいと、いまでも思っています。コマーシャルなどでは毛根にたまった皮脂を目の敵にしていますが、はたしてそうでしょうか。皮脂には皮脂の働きがあるように思うのです。

毛髪をケアする若い世代に髪が薄い人が多いのは、洗いすぎ、ケアしすぎで皮脂がなくなっているからではないでしょうか。

私が髪を洗わなくなったのは、若いころに海外を歩き回ったときの見聞によります。

その当時のインドや東南アジア諸国には、髪を一生洗わない人がたくさんいました。モンゴルの遊牧民、また、チベットやネパールの山岳民にも、髪を洗わない人が大勢いたのです。彼らの毛髪はじつにたくましいもので、禿頭《はげあたま》の人はほとんど見られません。

そのような経験、直感にもとづいて、髪を洗いすぎるのはよくないと思っているのです。一週間に一回でも多すぎるくらいです。

「清潔」という言葉には、何かしら不自然な感じがつきまといます。人間は本来、バイ菌と共生して暮らしているのです。

皮膚には何十種類もの常在菌がすんでいますし、体内にも無数の微生物が暮らしていて、それらと同居しながら、人は生きてきたのです。

46 洗髪はほどほどに。皮脂や歯垢《しこう》にも、それなりの役目がある。

47 あまり清潔にこだわっていると、免疫力が落ちる。

がんばらない。ゆっくりがいい

日本で、風呂あがりに脳梗塞や脳卒中になる人が多いのは、急激な温度の変化によるものです。

私は、風呂に入るときは本を読んだりするため長く、ときには一時間、一時間半にもなりますが、風呂からあがる際、冷たい水をかけるくせがあります。気持ちがいいからやっているのですが、当然、それは用心してやっています。

まず、左足の足先、それから膝まで冷水をかけます。次に右足の足先から膝まで。その次に左手のひじまで二秒かけて冷水をシャワー。そして足先から太ももまでを左右やり、それから肩から腕全体にかける。そのあと下腹部から腰回り、胸もとに上げていき、最後に首筋から背中にかける。

これをすると、春先や夏は水がフワッとしているので当然気持ちがいいですし、十月から十一月にかけてどんどん冷たくなり、真冬には大変冷たいのですが、習慣になっているため気持ちがいい。心臓に悪い、危険だと言う人もいるでしょうが、いきなり冷水をかけるから危険なのです。

いきなり体にかけず、左足の甲、左足首、それから膝までというように徐々にやると、大したことはありません。そのくらい細心の注意を払います。いきなり頭からザブッと冷水をかぶるようなのはよくないでしょう。

お酒を飲むときも、駆けつけ三杯などはもってのほかで、最初の一杯を三分かけて飲む。冷たいものを飲むときは、嚙んで飲む。これは、経験にもとづいた、私の養生法の一つです。

四十代後半ごろから、氷で冷やされた水やビールを飲まなくなってきました。牛乳でもお茶でもそうです。口にふくんで何度か嚙むようにしてから飲む習慣に

五木流　冷水浴

①

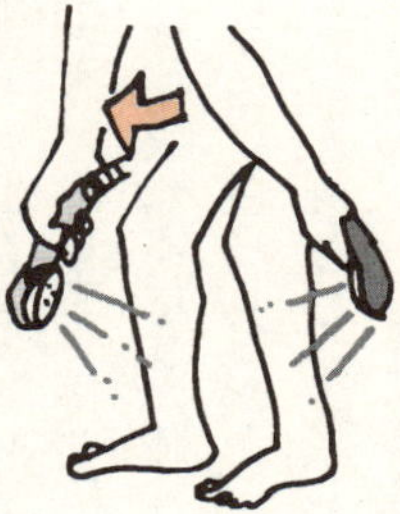

まず左足の足先、膝まで冷水をかけ、次に右足も同じようにかける

②

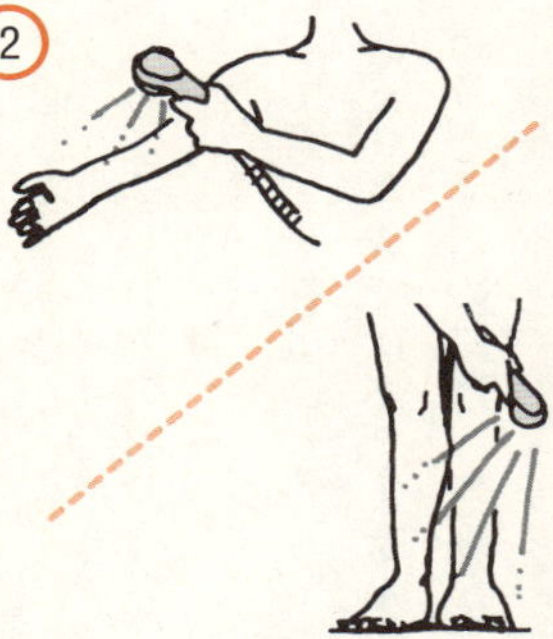

冷水シャワーをひじまで2秒間。足先から太ももまでを左右に

③

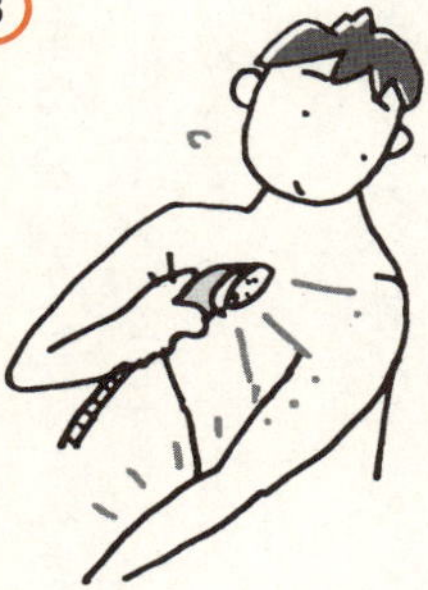

肩から腕全体に

④

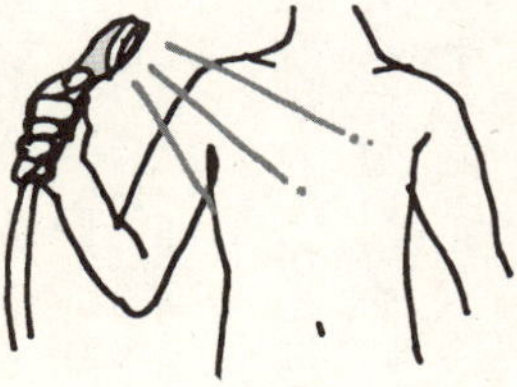

下腹部から腰回り、胸、首筋から背中へ

なっています。冷蔵庫にあるものも、ある程度常温にもどしてから飲みます。「年寄りの冷や水」などといいますが、私はそれを文字どおりに受けとめて考えました。年寄りに限らず、極度に冷えたものを急に飲食するのではなく、ゆっくり、徐々に迎え入れるほうが体にはよいと感じていたのです。

何事も徐々に、慣らし運転からやるわけです。

いまは自動車も慣らし運転など必要なくなっていますが、昔はエンジンをスタートさせて三分くらい、暖機運転をやっていました。それから何度かブレーキを踏みつつ、最初はゆっくり低速で走行し、オイルなどある程度全体が温まってきたら、普通の運転をしていく。

いまはなんでもいきなりスタートしますが、私はやはり、最初はゆっくりやるのがいいと思っています。

動きにしても、最初はゆっくり。ですから、歯を食いしばってがんばる過酷な運動は、あまり賛成ではありません。そこまで体をいじめて短い時間にものごとを達成しようとするのには、無理があるという気がします。健康と一緒です。

48 風呂からあがるとき、手（ひじから下）足（膝から下）に冷たい水をかける。

49 飲み物を飲むときは口のなかで噛んでから飲む。

50 日本酒は最初の盃《さかずき》一杯を三分かけて飲む。車の運転でも、いきなりトップで走りだす人はいない。

体は冷やさない

「年寄りの冷や水」を拡大解釈し、体を冷やさないということも、私の養生法の一つです。いままでの経験から、体の内側からも外側からも冷やさないほうがいい、と感じているのです。

湿度の高い日本の夏はすごしにくく、タクシーなどに乗って冷房が効いているとほっとします。しかしそれもほんのひととき。しばらくすると冷気が体にこたえてくるため、窓を開けたり上着をはおったりしてしのぎます。

ホテルやレストランでも、エアコンの吹き出し口の真下やすぐ横は避けるようにしています。私は旅行カバンのなかに、カシミアの薄いセーターとシルクのショールを入れて持ち歩いています。「冷房が効きすぎているな」と感じたときは、セーターをはおる。手を通さなくても、肩にかけるだけでも役に立ちます。

ときにはショールを広げ、膝の上にかけたりします。面倒かもしれませんが、こまめに対応するうちに慣れ、なんでもなくなります。そのほうが気持ちよくいられるのですから、やらないよりやったほうがいいでしょう。

51 できるだけ体を冷やさない。旅行や外出の際は、夏でも薄手のマフラーかセーターを用意し、冷房が強いときには必ず首を温める。

体を冷やさない習慣

51 できるだけ体を冷やさない

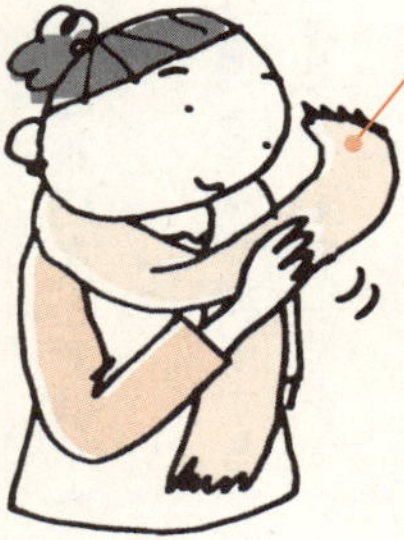

旅行の際は
薄手のマフラーか
セーターを用意

52 レストラン、喫茶店などでは冷風の下の席に座らない

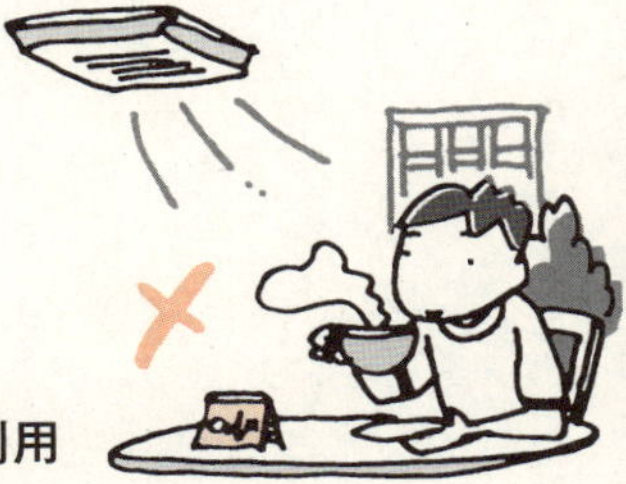

53 新幹線では毛布を利用

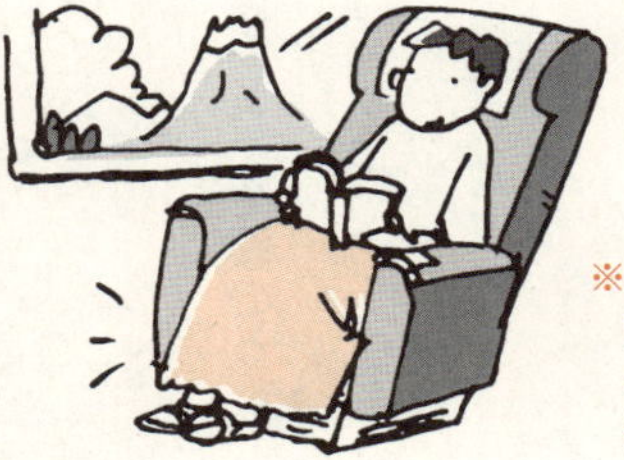

※寒くないときには座席の背中や腰のうしろに毛布を当てて、楽な姿勢をつくる

52 レストラン、喫茶店などでは、冷風の下の席に座らない。

53 新幹線では常に毛布を利用する。寒くないときには座席の背中や腰のうしろに毛布を当てて、楽な姿勢をつくる。

「きょう一日」が養生の基本

私が五十をすぎてから決断したことが、「難しいことはやらない」ということです。私は、子供のころから意志の弱いタイプの人間で、苦しいこと、辛いことを努力してつづけることが大の苦手でした。

中年すぎまで、努力しようといろいろやってきました。しかし、面倒なことは一日はできても三日は続きません。できないことは悩んでもしかたがないので、縁がなかったと思ってあきらめる。

ヨガも気功も、それが養生法として優れていることは間違いありませんが、厄介で面倒なことが多すぎます。その道の奥深さに感動して虜《とりこ》になってしまうというのは、すでに養生法ではありません。

呼吸法一つとっても、深く追求していけば必ず宗教的境地に達するでしょうが、私はそこまでいく必要はないと思います。養生をする人が、みんな修行者になる必要はありません。

永遠の命を養うようなことが、養生ではありません。きょう一日の命をいききと全うすることです。明日も続ける必要はありません。きょう一日のために何かするのですから、明日は明日でまた別のことをしてもいいのです。

「きょう一日」。それがこれまでそんなふうに生きてきた私の、養生の基本なのです。

54

自分を叱咤激励して行う養生は役に立たない。気持ちがいいからやる、これが基本。難しいことはやらない。

第3章

他人より自分を信じて生きる

自分の健康は自分で守る

昔、迷信を正すのは、科学や思想の役割でした。

親鸞をはじめとする宗教家たちも、迷信というものを徹底的に批判しました。

それは、宗教家の一つの大きな仕事でもありますが、「科学が全部理解できている、ということが、じつは迷信なのではないか」と感じるところは、私にもあります。

たとえば、ガンに対してどれだけのことが現代医学でわかっているのか、と聞かれても、あまりよくわかっていません。

アメリカはあれだけ国の予算をかけてガンの対策をし、日本でもガンの研究は日進月歩で進んでいます。ガンは早期発見・早期治療が大事といわれているにもかかわらず、患者が増え続けているのです。国民の三人に一人はガンになり、将来的には二人に一人がガンで死ぬといわれています。

それに対する「どうして?」という、素朴な疑問を発した結果、「自衛」という言葉が出てくるわけです。自分の健康は自分で守るしかない、という結論です。

55　科学ですべて解決することはできない。結局、自分を守るのは自分。

「健康診断はうけない」という選択

サラリーマンなら年に一度はうける健康診断、いわゆる定期健診を、私はうけたことがありません。なぜなら、私の体の奥から「行かなくてよい」「行かないほうがいい」という「身体語」が聞こえてくるからです。

どんな元気な人にでも、成人病は出てきます。ガンをはじめとして、早期発見こそ治療の王道、そのためにも健康診断はうけたほうがいいとされています。

しかし、私の考えでは、病気は治《なお》りません。治《おさ》めるだけです。「病気が完治した」などといいますが、それはマヤカシです。

早期発見できたガンの手術に成功したら、体はもとに復するのか、といえばそうではありません。体にメスを入れたという経歴は、決して体の歴史から消すことはできないのです。ということは、早期発見よりも、むしろ、手をつけられないほど症状が進み、末期発見されることこそ望ましいのではないでしょうか。

末期発見というのは、体が急に衰え、自分にも変調がはっきりわかり、病院に行かなければ苦痛が治まらない状態で診察をうけることです。

検査をうけずに生きるということは、手遅れを覚悟して生きるということなのです。そうなったときは、あきらめるしかない。

それは、命を粗末に扱うということでは決してありません。命を大切にしたいからこそ、できる限り、切ったり、薬を使ったりしない。自分の天寿を受け入れて世を去る、ということを認めるための、代償を払う決心がつくかつかないか、なのです。

56
病院は病気の巣である。できるだけ近づかない。

57
健康診断もうけない。病院に行き出すと、クセになる。

58
早期発見は幸運ではない。発見されたことがすでに不幸なのだ。早期発見によって助かる人もいるが、早期発見が不幸につながる人もいる。

59
人は過去を清算できない。それを背負って生きる。同様に、手術をして治ったということは、もとに復したということではない。

60
手術によって切断されるのは、リンパ管や神経だけではなく、「気」の流れる「気道」も断たれる。血管は縫合できても、目に見えない「気道」はつなぎなおすことができない。「気道」は、経絡《けいらく》の一種と考えてもよい。

病の予兆を自ら知り、自らそなえる

私は二十年ほど前まで、執拗《しつよう》な偏頭痛に悩まされていました。月に二、三回、ひどいときには毎週偏頭痛におそわれます。

熱が出て吐き気におそわれ、鎮痛剤を飲んでも吐いてしまいます。吐くものがなくなったら黄色い胃液が口からあふれてきますが、痛みのために丸くなって頭をかかえ、ベッドでうめくだけです。そんな状態に月に何度も見舞われるのですから、たまったものではありません。

この偏頭痛を治めたいために、全神経を集中して身体語に耳を傾けるようになりました。そのおかげで、いろいろなことがわかってきたのです。

上まぶたがなんとなく重たい。唾液がネバつく。わけもなくイライラして周囲に当たり散らす。手足がスムーズに動かずギクシャクして操り人形のようになる。あるいははきなれた靴が妙にゆるく感じられたり、シャツの襟もとが窮屈に思えてくる。手足が冷えるのに首筋や額は熱っぽい。

身体語を読む習慣

61 天気図を毎日見て、気圧による体調変化を予測する

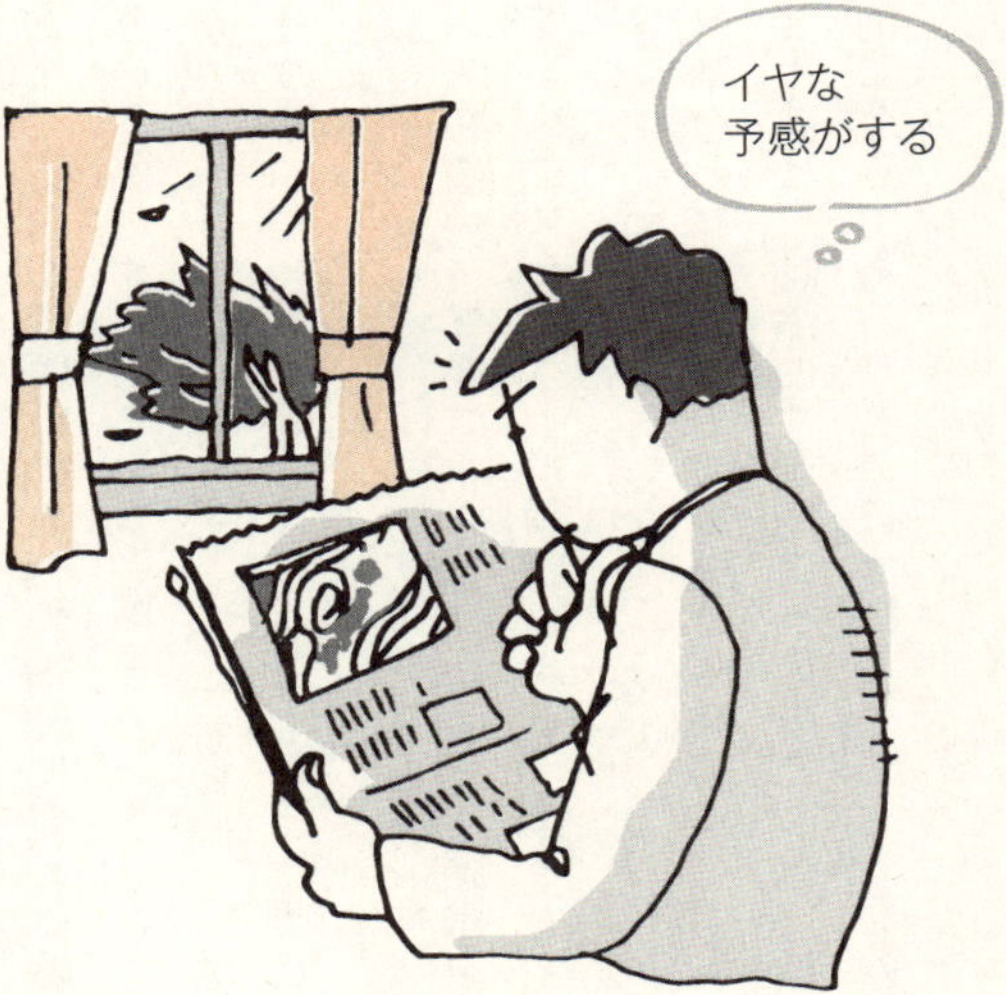

ポイント　身体の発するサインを読みとろう

こういったことが、偏頭痛の五、六時間くらい前に、必ず起こることに気がついたのです。このような兆候をほうっておくと、やがて頭の奥のほうに鈍い痛みを感じはじめてきます。それが側頭部の血管の拍動に変わると、そこから偏頭痛までは、もうあっという間です。

しかし、偏頭痛がくる前に、体から決まった「信号」、つまり身体語が発せられることがわかったのは、大きな進歩でした。避けることはできなくても、そなえることができるからです。

たとえば風呂には入らない、アルコールはひかえる、睡眠をたっぷりとる、無理な仕事をひかえて早めにスケジュール調整をする、などです。

ほかにも、中華料理など脂っこいものを食べない、赤ワインは飲まないなど、私個人の体験的な対策をとります。その根拠を医学的に説明することはできませんが、自分の体験と直感は、理論的な証明より大事だと思います。

一般の人や理論的にどうであろうと、自分にとってどうなのか、ということが問題なのです。

61

新聞の天気図は毎日見る。低気圧が接近してくるときは、体調が低下することを予想して準備する。しかし天気図だけを信用しない。情報より自分の体感のほうが、常に正しい。

62

自分の体調を感じられないようでは、健康も養生もない。体調がわからないとは、自己を知らないことである。体の発する「身体語」を学び、その声に謙虚に耳を傾け、体と対話すること。

世の情報に惑わされない、自分自身の養生を

ほかの一万人に効果があっても、自分に合わないと感じれば迷わず捨てる。養生というのは、自己の問題だからです。しかし、「合わないと感じる」という、

その「感じる」ことほど難しいものはありません。

私たちは多くの情報や知識にとりかこまれすぎていて、自分の「感じ」を素直に受けとめられなくなっているからです。

せっかく感じた体の言葉を、「そんなはずはない」と無視してしまう。そういったブレーキをかけてしまうのが、いわゆる常識や専門家の意見、毎日のように垂れ流されるマスコミの情報なのです。

特に健康法、養生法については、人を惑わせるような情報が氾濫しています。睡眠一つとっても、「三時間でも大丈夫」「いや、七時間がいい」と意見が分かれます。水を飲むのでも「一日二リットル」「いや、体を冷やすからそんなにとらないほうがいい」。生野菜や運動に関することでも、同じ医学博士が正反対の意見を言うため、どうすればいいのか混乱してしまいます。

私はそんなとき、やはり自分の身体語に従うことにしています。

そのために、自分が気になっている症状について、西洋医学、東洋医学、民間療法まで勉強しました。それでも最後は、自分の身体語を聴いて直感にしたがって行動し、自己責任で決めるしかないのです。

死ぬ間際まで普通に暮らし、自分の仕事場か旅先で死にたい。歯の治療と、視力の検査はしかたがありませんが、病院には行かない、医師の世話にはならない、というポリシーを通してきたのですから、最後までそれを貫きたいのです。「病院に行かない」と覚悟すると、自分で自分の体の面倒をみなければなりません。これはじつは、大変なことなのです。

63

あらゆる養生訓は、すべて他人の養生法である。ほかの一万人に効果があっても、自分に合わないと感じれば迷わず捨てる。世界にただ一人の自分には、必ずしも役に立たない。それを参考にして、自分だけの養生法を工夫しよう。

64 水を多量に飲んだほうが体調がいい人は飲めばよい。水を飲まないほうが体調がいい人は飲まないほうがよい。玄米も、サプリメントも、酒も、タバコも、セックスも同じ。

噴出してきた現代医学への不信感

医学的な裏づけのある、長期間にわたった有名な調査があります。健康に留意して規則正しく生活しているグループと、タバコも酒もOKで勝手に暮らすグループを、十数年にわたって追跡調査したものです。その結果、摂生組の寿命のほうが短かったそうです。常識は、なかなかあてにならないということがわかります。

現在の、近代的で理論的、かつ組織的でビジネス的な医療のありかたに対して、病気をかかえている人、および病気にならないかと不安に思っている人、また健康な人のすべてが、不安感と疑いのまなざしを抱くようになってきました。

「専門家が安全と言ったからって、それを信じられるのか?」。

つまり、盲信することをやめ、確信の中心がなくなったのです。

この数十年、近代科学の思想がことごとく裏切られてきているからでしょう。たとえば、大きな予算をかけて長年やってきたにもかかわらず、結局、地震の予知は専門家にもできません。確率を出すことはできるけれども、予知はできません。

三・一一以後は特に、専門家という人々もじつは本当のことはわかっていない、ということが明らかになりました。

偶然について語っていたのでは、学問は成り立ちません。自然を追究するのが学問ですから、偶然の出来事を予想に入れた学問などありえません。

私たちは、「医学は進んでいる」と思う一方、「なんでこんなことも解決できないの?」という身近な問題が、あまりにも多すぎることを知っています。

たとえば、四十代後半から出てくる聴力の衰退に対して、これだけ進んだ近代科学をもち、日本はエレクトロニクス王国といわれているにもかかわらず、まともな補聴器一つありません。

たしかに、すごい発見がいろいろあり、「近代医学はこれだけのことができる」ということもわかりますが、水虫一つさえ、簡単に治せない。そういうことを考えると、やはり人々が何かのかたちで疑念を抱くのは当然です。

65 医学に限らず、統計はすべてフィクション。数字の選びかたにすでに工夫がなされているからだ。「統計はおもしろいゲーム」と思うくらいがいい。

「お医者様」から「患者様」の時代へ

近代科学、特に医学への信頼感が大きく揺らいでいます。
菊池寛賞を受賞した慶應義塾大学医学部の近藤誠《こんどうまこと》さんは、近代医学の理論に真っ向から逆らって言いたいことを言いつづけていたため、講師のままでした。「ガンや白血病など、薬や簡単な手術が有効な病気もいっぱいあるが、だからといってなんでもかんでも切るのはよくない」「化学療法は問題である」「抗ガン剤を使うな」など、近藤さんは近代医学の常識に疑問を投げかけています。

近藤さんのいちばんの無念は、彼に正面から挑んでくるような意見を、学界の誰も出さないことではないでしょうか。「あいつは変わり者だから」ですまされてしまい、相手にされないのです。

近藤さんのような慶應大学のきちんとした医学博士、科学者が意見を出しているにもかかわらず、いわゆる科学・学問の世界の人たちや、実際の医師、高名な医学者たちは、それを撃破するような討論を挑まず、変人扱いして今日まできました。これは大問題だと思います。

みんなが「専門家は信用できない」と感じはじめている原因は、そのようなところにもあるのではないでしょうか。

これまで世間では医師を「お医者様」と呼んで尊敬していたのが、いまでは逆に病院のほうが「患者様」と呼ぶそうです。言葉のやりとりだけでも、ずいぶん変わってきました。

先日、大阪大学医学部を訪れた際、案内してくれた医学部の先生に、「カルテはいま何語で書いていますか？」とたずねてみました。すると、「見られて患者に悪い影響をあたえるのではないかと思われるようなときは、ドイツ語など専門語で書くこともありますが、だいたい日本語です」と教えてくれました。

昔はカルテにドイツ語で書いているのを見ただけで圧倒され、「この人は専門家の偉い先生なんだ」と思ったものです。医師の社会的地位も高かったです。

しかしいま、ありとあらゆる世界で、専門家の信頼性が失われてしまいました。みんなが「もう、自分の体が感じる実感みたいなものに頼るしかない」と気づきはじめたからなのでしょう。

医学が、人類の進歩を支えてきた大きな力の一つであることは、間違いありません。たしかに、最先端の医療技術には、目をみはるものがあります。

そんな医学の進歩を謙虚に尊敬する必要はありますが、一方で、私たちは、病院や医師に安易に頼ってしまうことも自戒しなければなりません。

現代医療を尊敬しつつ、自分の体は可能な限り自分で守っていく。そんな、病院に頼らず自己責任を忘れないという私の考えは、非科学的で非常識なものかもしれません。読者のみなさんのお役にも、立たないかもしれません。

しかし、そういう考えかたもある、ということを知っておいていただきたいのです。

現代は、あまりにも安易に病院や医師に頼りすぎています。それは「自己不信」という一つの病といえないでしょうか。病院不信にも自己不信にもおちいらないで生きていくことが、私の考える養生なのです。

66 大事な命をあずける医師を「先生」と呼ぶなら、同じように命をあずけるタクシーの運転手にも「先生」と呼びかけるべきだろう。

67 医師は信頼しても依存してはいけない。医師は神様ではなく、人間である。

変わりつつある医師たちの意識

近年、各地で行われている医学関係の学会に呼ばれ、話をする機会が増えました。精神科医学会、泌尿器科学会、統合医療学会など、専門のドクターたちが聴衆です。

私のような、医学の門外漢が呼ばれるということは、近代医学がいま、大きな節目を迎えていることのあらわれでしょう。特に現場の臨床医たちは、そのことをいち早く感じているようです。老人ホームの医師や地方の診療所の医師など、現場からの意見を聴くと、大きな変動期に入っていると思わざるをえません。

臨床と、理論的な学問としてやってきている医学のアカデミズム、学問の殿堂のようなものとのあいだが、非常に乖離《かいり》してきたことがわかります。

フランス革命以来、科学的発見が相次ぎ、医学が学問として世の中に通用するようになってから、さまざまな思想が生まれました。戦後も、実存主義や構造主義、ポスト構造主義などいろいろな思想が出ましたが、一貫して古風な確固たる世界をずっと守りつづけてきたのが、医学の世界です。

通常、世の中は徐々に徐々に変革していくものです。先の民主党と自民党の政権交代ではありませんが、大激変というかたちで起こるより、なし崩し的に変わっていく。ところが医学界というのは、いま非常に大きな危機にひんしており、断層が動きはじめているという予感があるのでしょう。

ですから、この十～二十年、書店でいわゆる健康書、通俗医学書が自己啓発本と並び、ものすごい勢いで売れているのです。それはちょっと異常なくらいです。現場からの報告というような、実際に人の死を数多くみとった臨床医の本もあります。

医学部の教授のなかには、死者とまったく縁のない人も当然いて、自分が患者の死をみとる機会がないままに一生を終える学者もいるわけです。

一方、現場で患者の末路の状態を見て、経済的事由などさまざまな問題のなかでの闘病を体験してきた人たちからの報告が、広く知られるようになりました。

「私たちがこれまで信じていた医学は、何かおかしいのではないだろうか？」

たくさんの人が、そう思いはじめたのです。

たとえば、自然死をすすめる『大往生したけりゃ医療とかかわるな』（中村仁一著・幻冬舎新書）という本が、大勢の人に読まれているのも、その一つのあらわれでしょう。

68 医学は進歩の過程にある。病気も同時に進歩するからだ。医学に完成はない。

死との向きあいかたが問われはじめた医学界と宗教界

医学界同様、いまいちばん大きな地滑りが起こるのではないか、大変革にさらされるのではないかという予感を抱いているのは、宗教界ではないでしょうか。

昔はコンビニとお寺の数は、ほぼ拮抗《きっこう》していました。現在、コンビニは激増し、お寺は激減しています。お寺がどんどん日本から減っていく。お別れの会や告別式を省き、遺体を病院からそのまま火葬場へ送り、火葬場のかまどの前で家族が合掌するだけといった流れも出てきています。

医学は人間の死と向きあってきたか、宗教はどうか、という問題がいま、波間に見えるクジラの背中のごとくに浮上してきています。

そんな状況下で注目され始めた統合医療・代替医療は、昔は民間療法といって非常に蔑視《べっし》されていました。針や灸、漢方などは近代医学とはぜんぜん別のところにあったわけです。

ところが、もう十年以上前から、アメリカではいわゆる民間療法といわれる類いの代替療法に費やす医療費のほうが、近代医学の病院や薬に払う費用を上回ってきました。

これは、アメリカで病院にかかるとものすごいお金が必要で、破産しかねないほどだという保険制度とも関係があるでしょう。

そのような、近代医療、近代の学問や思想に対する本能的な疑いや疑問が、地底から湧きあがってくる声のように、いま聞こえはじめているという感じです。

「医者はいらない」―「病院に行くな」といった、いわゆる通俗的な本が多いのは、じつはその下にある近代医療への疑念が含まれているのです。

69 十年前の医学界の常識（真理）は、いまの常識ではない。いまの常識は十年後の非常識となる。それが進歩だ。

心を科学的に治療できるのか？

古代から中世にかけて、医師は汚れた存在として蔑視されていました。「穢《けが》れ」というものを、日本人が恐れていたからです。穢れの象徴は、病気と死の二つです。その、病気と死に向きあう人が、医師と僧でした。

たとえば、仏教が国家鎮護のための大切な儀式であったあいだは、官位官僧といって僧は正式な位をもらい、大事な扱いも受けて出世の道でした。その人たちは、葬式はしません。つまり、昔の仏教は死と向きあわなかった。朝廷のため、国家安寧のため、五穀豊穣のための儀式を行うのが仕事であって、病人や死、人々の心の平安など、個人のことには関与しなかったのです。

ですから、最初から僧が蔑視されていたわけではありません。死と向きあうようになってから、聖《ひじり》として差別を受けていた時代が長かったわけです。

同じように、昔は医師の地位も必ずしも高くありませんでした。それはなぜかといえば「汚れ」、つまり「穢れ」に直接携わる人たちだからです。

フランス革命のころから、病院や医師に対する信頼がどんどん上がり、非常に高い地位を占めるようになってきました。医師のなかでもヒエラルキーがあって、近代では心臓や脳などの分野が中心になってきます。それと同時に、手術を行う外科医も大いに幅を利かせるようになりました。

外科医、心臓の専門医、産婦人科医、泌尿器の専門医、歯科医などいろいろあるなかで、辺境にあったのが精神科医です。最初のころ、精神科医は「あんなものは医者じゃない」といわれていました。

いまの日本の心療内科というのは、一九六〇年代に九州大学の内科からスタートしました。現在では、心は肉体にたいへん大きな影響を及ぼす、というホリスティック医学の考えかたは、すでに常識になっています。ところが、その心を科学的に治療することは、実際問題、なかなかうまくいきません。

70 民間療法を科学的な説明で裏づけようとするのは、最大の力をみずから放棄することに等しい。

71 最新のテクノロジーで確認されるような「気」は、すでに「気」ではない。

専門家の権威が揺らぎはじめた

かつて、丸山ワクチンが発表された際、患者が病院の担当医に「丸山ワクチンを使ってみたいのですが」と言っても、厚生省の承認を得ていないということで、「使うなとは言いません、どうぞご勝手に」という、突きはなした答えでした。

「お灸や針など、民間療法をやってみたいんですが」と言う患者に対して、「そういうものはやっても意味はないでしょうけど、おやりになるならご自由に」という、非常に冷たい、別世界の扱いだったのです。

ところがいま、人間に向きあうホリスティックな治療について、改めて医学界が本格的に認識しはじめました。

そんな折も折、先の三・一一で、専門家や学会への信頼感が、非常に大きく揺らぎました。「専門家といわれる偉い先生方が言っていることは、頼りになるのか？　むしろ、自分が危ないと思った直感に従ったほうがいいのではないのか？」という疑いを、みんながもちはじめたのです。

昔のように、「お医者様、先生がおっしゃることだから」「病院でこう言われたから」といったような、近代科学に対する盲信が揺らいできているのが現状です。

健康はすべて自己責任の時代に

中国では文化大革命以後、鄧小平《とうしょうへい》の「ネズミをとる猫がいい猫だ」ということで市場経済をうけいれ、多くの国営企業（現在では国有企業といわれています）が資本主義的な企業形態を採用してきました。

それまでは、国のお金で医療も専門の病院で受けられ、年金も恩給もつくなど、国営企業の社員は労働組合に入っている限り、ゆりかごから墓場まで保証されていました。

しかし市場主義が導入されてくると、そのように、国営企業に入っていれば一生安全、というわけにはいかなくなるわけです。そうなると、その人たちの社会保障や医療が打ち切られ、すべて自分で支払わなければなりません。

アメリカと中国というのは、医療に巨額の費用がかかるのです。いったん病気になると、破産を覚悟しなければならない。アメリカで歯を一本抜くと、ものすごい額の請求書がきます。そうなってくると、病院で近代医療をうけられなくなるため、「なんとか教」にいってしまうわけです。

その人たちは、自分で健康を保とう、自分で養生しようと、早朝から公園で太極拳をやっている。あれを見て「みんな健康的でいいな」と思うかもしれませんが、じつは社会保障を打ち切られた人たちが、自衛のためにやっているのです。

もちろん、趣味でやっている人もたくさんいるでしょうが、大きな組合や国営企業がもう面倒をみてくれないため、自分で自分の健康を守る必要があります。

市場原理とはそういうものです。自分のことは自分でしろという、自己責任。病院の選択も、自分の健康を守ることも、すべて自己責任。

あなたまかせでは健康は保てない、自衛するしかないという時代がやってきたのです。

第4章

自分らしさ、人間らしさをめざして

民間療法の深い知恵を生かす

私はいまから十数年前、免疫学者の多田富雄《ただとみお》さんが会長をつとめていた、日本補完代替医療学会に呼ばれて講演をしたことがあります。

ノーベル賞候補といわれるくらいの免疫学者が、いわゆる民間療法の会長をしていることに驚きましたが、幕張メッセに四千人もの民間療法の従事者たちが集まりました。そのころからすでに、そういった分野を鼻で笑うような空気は、少しずつなくなっていたのです。

エビデンス（その治療法などがよいという証拠）を大事にするのが近代の医学です。反応の結果がどうなったかをきちんと数値的に判断するわけですが、漢方などはエビデンスがありません。「なんとなく治ったような気がする」「少し具合がよくなった」というくらいで、どれくらいやればどうなる、という基準がありません。目に見える結果がわからない。

治療者一人ひとりの勘や経験から、手をとって脈をみただけで「ああ、あなたは心臓が悪いですね」とわかったりするのですが、それは系統立てて説明できないのです。

薬膳の専門家のところでご馳走になったことがありますが、薬膳の調理をする前に、三十分くらいかけて、私の手を握ったり、顔色を見たりします。

つまり、東洋医学系の人は、患者が部屋に入ってくるときの姿勢や歩きかたを見て、診断しているわけです。応対するときの声の力、顔色、目の動き、動作など、それらすべてを総合的に見るわけです。

東洋医学というと、漢方を思い浮かべる人が多いのではないでしょうか。よく「漢方」といいますが、漢方は中国の医療ではありません。中国から古代日本に伝わってきた中国医学（中医）が日本で独自の発達をとげ、漢方になりました。

宋の時代から日本は鎖国に入り、中国との交渉が途絶えます。その間、インドから中国と朝鮮半島をへてきた仏教が日本仏教に変わったように、中国からきた医学知識をもとにして、日本で独自の発達をとげたものを漢方と呼んでいます。ですから、中医と東洋医学は同じものではありません。あの荒涼たる大陸の中で暮らしている人たちと、この湿潤な風土の四季交々のなかで暮らしている日本人とで、同じものをやっても効くわけがありません。しかも過去の日本人と、現代のエアコンのなかで暮らしているような日本人とでもまったく違うわけです。

以前、大阪大学を見学させてもらいました。自然に恵まれた敷地に近代的な設備があり、うらやましいくらい立派な大学です。この医学部附属大学病院もすばらしい病院で、そこの医師たちも非常に向学心が強く、その上熱心な学生たちが大勢いました。

そこでは、針や灸、そのほかの民間療法など、近代医学が無視してきた医療を学ぶことができます。

漢方でも現代漢方が必要でしょう。いまでは北里大学や東邦大学など、しっかりした大学病院にも漢方の診療科があります。

72

目に見える世界と、目に見えない世界がある。前者が近代医学であり、どこかで後者に触れているのが民間療法である。

見直される「クオリティのない延命」

日本の場合は、世界でも有数の健康保険発達国ですが、それでも医療費の負担は少なくありません。日本の医療費の問題は、ほとんどが高齢者に傾いている点です。

意識が混濁し、本人の意志ではないにもかかわらず、莫大な医療費を投入して延命治療をする。高齢化社会で高齢者が多ければ多いほど、若い人や勤労者に回る社会保障費は削られていき、高齢者に湯水のように巨額のお金が注がれていくわけです。

私は、クオリティのない延命は、経済活動のために行われている、という気がしてなりません。

無条件に命を尊び、「生きている限りは医療を」といいます。一方、脳が機能しなくなったら、ほかの臓器が機能していても死んだと認められます。これは、大変な矛盾ではないでしょうか。

そうした状態になって、「人工呼吸器をつけますか？　つけませんか？」と本人に聞いても答える力がないため、家族と相談してつける。いったんつけてしまうと、途中でそれをストップさせるのは非常に問題で、場合によっては殺人罪に問われます。

つけたら最後の最後まで、意識のない人間の心臓を機械的に動かし、呼吸をさせるというのは、残酷な話です。

私の父がそんな状態でした。末期が近づくと下顎《かがく》呼吸といって、ものすごく苦しそうな呼吸になります。本人はもう意識がないし、しかも最後は体内から一種のモルヒネのような物質が出るため苦しくはないそうですが、傍《はた》で見ていると相当に息が苦しそうです。

それをガラス越しに見ていると、「なんとかしてください。呼吸器をつけて息を楽にしてあげてください」とお願いしたくなります。しかし、その呼吸器にしても、管を喉の奥に突っこむ際に出血するなど、凄惨《せいさん》なものなのです。血まみれになることもあります。しかも本人の意志とは関係なく、機械的に呼吸を継続させるわけです。

ただ、医師から「どうします?」と言われた家族にしてみれば、「一時間でも、一分でも長く生かしてください」と泣き叫ぶでしょうから、これは難しい問題です。

人工呼吸と胃ろう（腹部に胃に達する孔《あな》を開け、管で栄養を送る）、透析が三大延命治療でしょう。胃ろうはいまでは否定的な意見が多いですが、一般の人たちはいまだに「これだけ立派な病院なんだから、病院にまかせる」と考えています。病院のランキングなどが発表され、営業の上手な病院もあり、多くの人がそれを参考に病院を決め、その指示にしたがいます。

世界的に有名な大学教授に診てもらえれば、満足なのでしょう。以前、私は権威のある大学医学部と大学病院の責任者をつとめて学会でも尊敬されている、名医中の名医といわれる人と話をしましたが、その医師はひどい腰痛に苦しんでいました。たいへん気の毒でしたが、見かたを変えると、それだけの実績がある医学の権威者でさえ、腰痛一つ処理できないのが現実なのです。

まず自分の体と向きあい、対話をしよう

西洋医学の問題点は、三時間待たせられて診察室に入ると、ほとんど患者の顔を見ずにパソコンでこれまでの検査のデータを見て、「検査の結果を見ると、まあ大丈夫でしょう」と言って薬を指示し、それで終わりという点です。

昔のように、まぶたをひっくり返す、舌を出す、胃に触れる、体じゅうトントン打診する、聴診器を当てる、といったことを、いまはもうやりません。機械で検査するからです。

そうした医療に対する不信感が、人々のあいだにわだかまっているにもかかわらず、従来の西洋医学の固定観念が消えません。

専門家を信じないで誰を信じるのか、と思うかもしれませんが、専門家が怪しいということは大勢が思いはじめてきました。どんな人間にも不注意があることは、誰でも知っていることです。

ですから、まず、自分で自分の体と向きあう。

体はいろいろなかたちで訴えかけをしています。「身体語」を発し、警告しているのです。そういうささやきに、謙虚に耳を澄ませ、敏感にその言葉を聞くようにする。私は、年齢を重ねるごとに、体と対話することの大事さがわかってきました。それだけは、いまでもよくやっているつもりです。

お遍路に行く人たちがお大師様と同行二人というように、私たちにとって、体は自分のパートナーなのです。

「人間は孤独だ」などといいますが、私は孤独ではないと思います。人と会わずに一人でいても、体と二人。そのパートナーの存在を非常に大切に扱い、こんなことを訴えている、あんなことを訴えている、と常に耳を傾ける。

釈迦《しゃか》が生まれたとき、「天上天下唯我独尊《てんじょうてんげゆいがどくそん》」と言って歩いたという伝説がありますす。宇宙にいる何十億という人間は、一人ひとりすべて違う。それはすごいことです。

科学というのは普遍性を大事にします。ヨーロッパでは通用するがアジアでは通用しない、というのでは科学とはいえません。しかし人間は、普遍では割りきれないものです。

自分は天上天下、この世界にたった一人の自分と考える。ほかの人にいいことが、自分にいいとは限らない。「この病気にはこれが効く」と言われても、自分には合わないということは当然あるでしょう。

私たちは、そのような確固たる自己中心主義になかなか向きあうことができませんが、いいか悪いかは、自分の体との対話のなかで感じられるはずです。

73

「やったほうがよい」と思いつつどうしてもできないときは、「いまは縁がないのだ」と考える。そのときがくれば、やらずにいられなくなる。

個性と普遍性のあいだの、自分らしい選択を

薬局で買う薬には「十五歳以上何錠」と書いてありますが、「十五歳以上」などと漠然としたことをいわれても、困ってしまいます。体重が四十キロ足らずの

女性もいれば、百キロ近い男性もいます。何か基準が必要だから、それにしたがっていますが、人はそれぞれ体重も違いますし、体質も、そのときの調子もいろいろです。

血圧一つとっても、高い人、低い人さまざまです。三十代には理想的な数値であっても、年をとったら血圧を上げないと末端まで血液が行かないため、上げざるをえません。

私も、上は百六十くらいあってもぜんぜん平気で、ときには百八十でも平気です。むしろ、上下の幅が大事でしょう。以前、国の基準は百六十くらいでもＯＫだったのが、百四十になり、さらに百三十くらいまで下げようという。「国民全員を低血圧にしたいのか！」と言いたくなります。

いまはとにかく、国が基準を決めます。一人ひとりの「天上天下唯我独尊」の人間ではなく、「国民」とひとくくりです。

血圧一つとっても、一人ひとり違うのです。低血圧で、朝は起きるのが辛いけれども、夕方からは元気が出てくるタイプの人もいれば、朝飛び起きて、そのまますごい勢いで活動する人もいます。

私は四十年以上も、午後一時か二時ごろ目を覚まし、朝六時ごろに眠りにつくという生活をしています。世の健康オタクのような人から、お叱りを受けそうな生活です。

夜の十二時ごろから朝五時前後まで原稿を書き、六時まで雑用などで頭を休め、歯を磨いたり、朝刊に目を通したり、ときには焼酎をなめたりしたあと、ベッドにもぐりこみます。

日の出とともに起床して日中働き、夜とともに眠りにつくという、早寝早起きがもっとも自然で健康にもいい理想的なライフスタイルだと、みんなが信じています。

しかし、人間は一人ひとり異なります。よしんば人間全体が早寝早起きに適合していたとしても、私は私。夜ふかしのほうが体に合っていますし、深夜ほど読書も筆も進む時間帯はありません。

世間の常識に逆らい、自分の実感を信じて生きているのです。

それは簡単にいえば、お酒に強い人と弱い人のようなものです。ヨーロッパ人はウォッカをひと息に飲んでも平気ですが、それは人種的にアルコールを分解する酵素が非常に多いからだといわれています。日本人のなかには、お神酒《みき》や甘酒でもダメという人もいれば、斗酒《としゅ》なお辞せずという人もいます。アルコールに対してさえ、そんなに強い弱いがあるのに、抗生物質はなぜ同じ量なのか。

私たちは、個性と普遍性の狭間で一人ひとり生きているわけです。

年月をかけ、自分で自分のエビデンスを出す

私も若いときは、付き合いのため無理して酒を飲んでいました。「酒は修行だから」と、それこそ吐く寸前まで飲んでいましたが、無理に飲まなくても人と付き合えるような年になってくると、自然に遠ざかっていきました。いまは料亭などで食事するときは、盃に三杯がいいところです。ワインでいうとグラス一杯、ビールならコップに一、二杯。なくてもまったく平気ですが、一応、付き合いもあるため嗜《たしな》みはするものの、それ以上は飲みません。

医師によっては、ごく微量でもアルコールはよくないという人もいますが、私と付き合いのある統合医学の帯津良一《おびつりょういち》さんは、酒もけっこう飲みますし肉も食べます。

とにかく、あまりにも学会の意見がバラバラです。朝からビフテキを食べて長命だった人の例をたくさん出して、「高齢者ほど肉を食べたほうがいい」という意見もあり、私もそういう肉食の人を知っていますが、それはその人の体質でしょう。

ですからやはり、五年、十年かけて、体験的に自分でエビデンスを出していくしかありません。

「できるだけ自然な野菜を」「近い産地の野菜を」と言う人もいますが、そんなこと言われてもそう簡単にはいかないでしょう。実現不可能なことばかり言われても、どうしようもありません。

私の知っている画家の奥さんは、一日三回ケーキしか食べません。それでも元気でした。医師や栄養士は「バランスよく」などと言うでしょうが、それでも彼女は元気に生きています。

ほかの誰かのではなく、自分の快適値を探す

以前、厚労省が「食事は一日三十品目を目標にしましょう」といっていましたが、最近は指針が変わりはじめて、三十品目とると栄養過多で太ってしまうため、あらためたそうです。

また、「メタボ、メタボ」と騒いで、メタボ検診が大きな柱となり、ダイエットなどメタボ産業が華やかでしたが、いまは多少メタボの小太りの人が長生きで、痩せている人のほうが寿命が短いといわれはじめてきました。

それも一人ひとりです。太って長生きの人もいれば、痩せて長生きの人もいる。それを画一的に決めてしまおうとするのが、いちばんよくありません。

お風呂は体にいいというのはだいたい定説で、さかんに半身浴が推奨されます。そのときの温度は四十一度、「神の与えた四十一度」といわれるくらいですが、それも人によって違うでしょう。

夏だったら四十度でいい。冬だったら四十二度くらいは当然です。若い人は低

くてもいいですが、年をとってくると体が冷えますから、少々高くないと温まらないのです。四十二、三度くらいがちょうどいい。それを「四十一度を超えるとよくない」といわれても、それは先述した売薬と同じで、十五歳以上といっても四十キロに足りない女性もいれば、百キロを超える人もいるわけです。その人たちに同じ量を飲めというのが、間違いなのです。

ですから、結局は「自分」ということ。自分で自分のエビデンスを探すということです。

「こうしたらあまりよくなかった」「こういうものを一週間食べてみた結果、排泄物《はいせつぶつ》がこうだった」などと、いろいろためせるでしょう。そのなかで、自分が快適なのはどこなのかを考えなければいけません。

74 一般にいわれる標準体重とは、美容体重である。

75 入浴は半身浴にする。体をあまり洗わない。

自分に合った入浴の習慣

75 入浴は半身浴がおすすめ 温度は年齢・季節などそれぞれに合った温度で

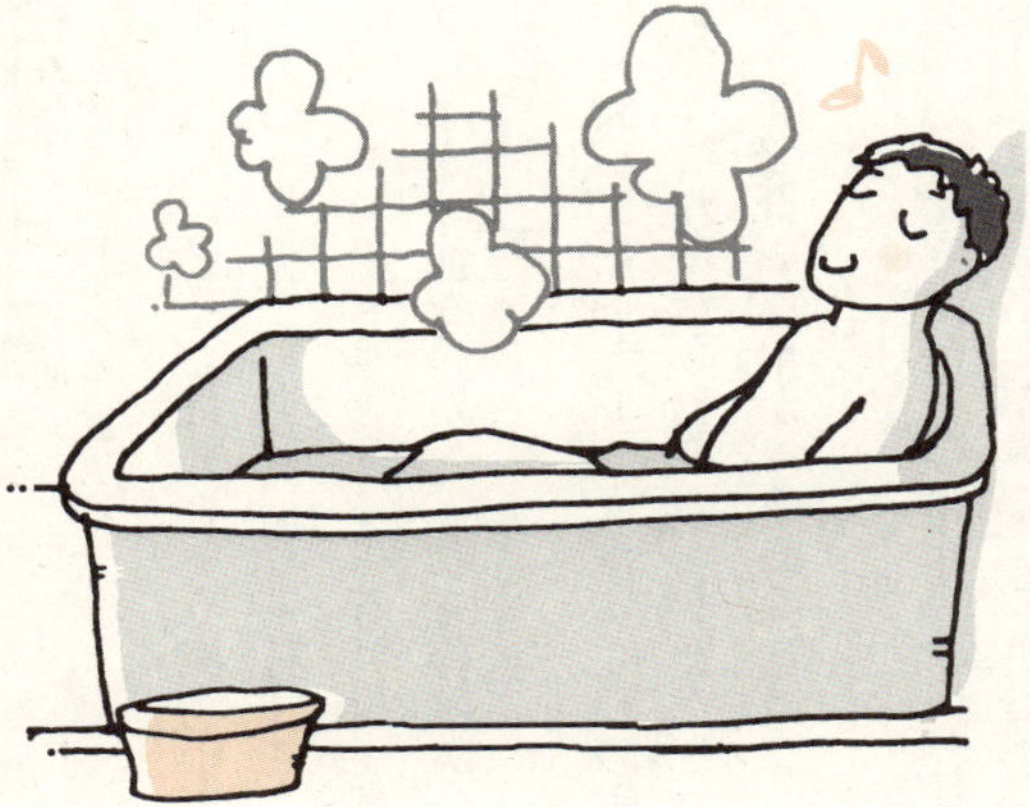

ポイント　自分に合った入浴方法を探す

行者が教えてくれた一日二食

中国に、気功をかけるだけで麻酔をしないという気功手術があるそうです。下腹部の開腹手術をしているのに、本人は痛みを感じない。「日本からお客さんが来ましたよ」などと言われると、挨拶《あいさつ》する。それは一種の催眠術かもしれませんが、医学者はそんなことが可能なのか、気功麻酔はあるのかなどを、なぜ論じあわないのか不思議です。

インドの行者で、二年も食べてないという人がよくいますが、インチキなのか本当なのか。ある人の説で「これはおもしろい」と思ったのが、植物が光合成をするように、人間も空気や光で合成作用ができるのではないか、という説がありました。

荒唐無稽かもしれませんが、比叡山の千日回峰行の行者さんの食事などは、そういうふうにでも考えなければ、考えようがありません。

私の食生活も、現代の常識から見ればかなり偏っているといえるでしょう。

午後に起き出す私は、「朝食」として、活字を読みながらサンドイッチやうどん、喫茶店でコーヒーとチーズケーキなど、適当なものを食べます。「夕食」はほとんど深夜で、仕事がらみで料亭で会食という場合もありますが、私が箸をつけるのは三分の一程度です。

そんなですから、野菜を食べる機会は大変少なく、バランスのとれた食事などはこれから先も縁がないでしょう。

私の周囲にも、一日三食十二品目という人がいますし、サプリメントやビタミン剤を服用している人もたくさんいます。

しかし、私は若いころからずっと偏った食生活です。「こんな貧しい食生活では五十歳まで生きられないんじゃないか」と心配していたくらいですが、それでもあらためようと思わなかったのは、比叡山で千日回峰行の行者さんから聞いた話の影響が大きかったからです。

千日回峰行とは、比叡山に伝わる荒行で、これを達成した行者は、比叡山が織田信長に焼かれた十六世紀以来、五十人足らずです。

回峰行の七百日を達成すると、九日間の「堂入り」という難行が行われます。これはお堂に九日間こもって、断水、断食、断眠のまま行を続ける荒行です。堂入りの前には、仮葬式をすませておくのがしきたりです。

私たちの常識、また、栄養学、生理学からしてもありえない行為でしょう。断食の行はよく行われていますが、ひと口の水も飲まず、一睡もしないで行を続けるというのは、理解を超えています。人間は、五日も眠らないと精神が錯乱するといわれています。実際、堂入りした七日目くらいになると、行者は自分の吐く息に死臭を感じるといいます。

私は、その千日回峰行を達成した行者さんの食事のメニューを見て、言葉を失いました。

一日二食、それも毎日同じメニューで、堂入り以外の千日余をすごすというのです。「塩ゆでのジャガイモ二個」「豆腐半丁」「うどん半皿」、それ以外のものはいっさい口にしません。

それだけを食べ、少ない日で三十キロ、多い日で八十キロを飛ぶように歩いて峰々を巡拝するのです。

私は、この難行を達成した大阿闍梨《だいあじゃり》に、「どうしてそんなことができるのでしょう」と尋ねました。すると行者は少し考えたあと、「行だからです。スポーツだったら無理だったでしょうね」と答えてくれました。

そのひと言が、いまも私の脳裏から離れません。栄養学などを超えた、はかり知れない生きる力が、人間にはあるのです。

もはや日常になってしまった放射能汚染

放射能の問題で、微量の放射能は体を活性化するという意見があります。ラジウム温泉など、微量の放射能は細胞を活性化するという説です。

一方で、どんなに微量でも、一時的に活性化された細胞は長時間たつと必ず悪い方向に動くという説もあります。

この論争も、もう忘れられたみたいになってしまいました。放射能問題はいったいどうなっているんだと思うくらい、簡単にパスされてしまっています。

日本の場合は、「ゆく年くる年」をみて年を越すとみんな忘れてしまうのでしょうか。しかし、放射能の問題はそんなに簡単に流していいとは思えません。その一方で、「いまさらそんなこと言っても、日本の海や国土が放射能に汚染されていないと言えるのか」という意見もあります。

二〇一二年、アメリカが戦後二十七回目の臨界前核実験をやりました。日本ペンクラブで声明書を出しましたが、アメリカはずっと実験をやりつづけており、戦中から太平洋は汚染されているわけです。

戦後、アメリカをはじめ中国やソ連が、自由に核実験をやっていた時期がありました。現在、ガン患者が大勢出ているのはそのせいだと考えれば、理屈はすんなりとおります。私たちは、そういう海でとれた魚を食べてきたわけですから、「いまさら放射能どうこうと言っても……」という考えも成り立つでしょう。

あらゆる害をやりすごしてきた人類の適応力

化学肥料を使用しない自然農法がいいといわれますが、熟成されていない自然肥料を使っている場合があります。

どういうことかというと、昔は、町から集めてきた糞尿《ふんにょう》を肥《こえ》だめに三ヶ月も半年も置き、ある意味熟成させていたため、不要な菌が死んでいました。それが肥やしというものです。ところが、最近の自然農法で使っている肥料は、牛や馬、鶏などの養殖工場から直送されているものがほとんどです。それは、抗生物質や成長ホルモンなど、化学物質を当たり前のように常用しているわけです。

そういうものを、肥だめのなかで風にさらして半年、一年と置かずに、短期間で使っているのです。それを使った自然農法のほうが、よほど体に悪いといわれています。

そういう声はあまり出ていませんが、養殖ウナギが飼育されている水は緑ですから、どう考えてもおかしいでしょう。

レイチェル・カーソンの『沈黙の春』の時点で、地球は汚染しつくされたということですから、それから約五十年、私たちはなんとか適応してきたということでしょう。

人間は、ゴキブリのように抵抗力を少しずつつけてきたのかもしれません。空気も汚れているし、食べてきたものも農薬まみれかもしれません。あらゆるものが信頼できない、という歴史をとおって、いまの私たちが存在しているのです。自然の生命力でカバーしながら、何を食べてもなんとか生きている。人間には、強い適応力があるのでしょう。

人間には、自然に衝突物を避けるような動物的な反応がありますし、理にかなったことも結構やっています。

たとえば、医師からもらった高血圧の薬を全部飲むとフラフラするため、捨てている人もいっぱいいます。病院で「あげた薬はみんな飲んでいますか?」とたずねられると、「はい、全部飲んでいます」と答えるそうです。

そのように、それぞれが自分の体と対話しながらやりすごしているのです。

76

薬にはすべて副作用（毒性）がある。副作用のない薬は効かない。副作用を少なくした薬は、どこかで効き目を失っている。影のない光はない。光が強ければ影も濃い。仏教では、「これありてかれあり」という。

これからのキーワードは「人間らしく」

一日でも長く生きることが大事――ルネッサンス以来のヒューマニズムは、王侯貴族であろうと労働者であろうと兵隊であろうと、基本的に人間の尊厳を大事にしようという発想で、それ自体は一つの理想です。

しかしそこには、生存の質というものについて、大きく欠落したものがあったのではないでしょうか。本来、人間らしく生かされることが大事で、生かされることだけが大事なのではありません。それなのに現代は、物理的に人が生きている、生理的に生きていればよしというような、逆立ちした考えかたが科学を支配しているのではないでしょうか。

「クオリティ・オブ・ライフ」といいます。わざわざ英語でいわなくてもいいと思うのですが、いずれにせよ、心地よく、喜んで生きていられることは、誰もが望むことです。養生とは、そのためにあるのです。

第5章

老いと肩を組んで生きる

六十歳からの「人生のクライマックス」をエンジョイするために

人生を四つに分けて考える、古代インドの思想があります。二十五歳までの青春時代である「学生期《がくしょうき》」、五十歳くらいまでの働き盛りの「家住期《かじゅうき》」、五十一歳から七十五歳くらいの「林住期《りんじゅうき》」、そして七十六歳からの「遊行期《ゆぎょうき》」という分けかたです。

日本ではだいたい六十歳で定年ですから、定年後からを「林住期」としていいでしょう。高齢化社会の日本での人生のクライマックスは、この「林住期」と「遊行期」だと考えられます。

しかし、高齢者はいくつもの不安をかかえています。いまは快適に生きていても、いつかは他人に面倒をみてもらわなければならないのではないだろうか、寝たきりにならないだろうか、誰が助けてくれるのだろうか、そのときどう扱われるのだろうか。こうした不安が、絶えず頭のなかにあるのです。

古代インドの「人生を分ける四つの期間」

学生期（～25歳）	世間に生きるすべを学び、修練を積み、社会生活のためにそなえる青少年の時期	青《せい》春《しゅん》
家住期（26～50歳）	大人になって職業につき、結婚して一家をかまえ、子を産み、育てる	朱《しゅ》夏《か》
林住期（51～75歳）	職業、家庭、世間のくびきから自由になり、己の人生をふり返る時期	白《はく》秋《しゅう》
遊行期（76歳～）	人生の最後のしめくくりである死への道行きであるとともに、幼い子どもの心に還っていく時期	玄《げん》冬《とう》

エンジョイ・エイジング ↓

ハッピーエンディング

それだけではありません。長引く不況の中、経済的な不安もつきまといます。自分がいつまで生きるのか、誰にもわかりません。せっかく貯めたお金がそっくりそのままムダになるかもしれない。それはまだよしとして、九十歳を超えてお金がなくなり、悲惨な暮らしがはじまるかもしれません。

なかでも、最大の不安は健康でしょう。高齢者には、健康という状態はありえません。死後、解剖すると、高齢者の多くからガンが発見されるそうです。ガンが顕在化していなかっただけだというのです。

つまり、普通、高齢者は体のどこかしらに問題をかかえているということでしょう。

人生のクライマックスである「林住期」をハッピーにエンジョイするためにも、養生が大切になってきます。

自分の適齢生存期を設定しよう

先述した近藤誠さんの説では、どんなに小さく微細なガンでも、発見されるまでには十年、十五年かかるそうです。

目に見えないようなガンは毎日できていますが、免疫で退治されるため、大事にはいたりません。そのなかでしぶとく残ったガンが、〇・五ミリほどになって検査などで発見できるまで、十数年かかるというのです。

転移は、ガンが発達して転移するのではなく、発見された段階ですでに起こっている。そういうことに対してすら、堂々とした正式の国民的意見が出ていません。ガンについては、国民が大きな影響を受けているのですから、国会で討論すべきでしょう。

ガンと言われたらどうするか、どんな人間でも一度は考えます。診察した医師は、「これは抗ガン剤と放射線を併用してやりましょう」、あるいは「高齢でもう手術はできませんから、こういうふうにやりましょう」と、患者と相談することが必要です。

「生存率はこのくらいで、うまくいって五年です」などと言われるそうですが、人の生存期限など、医師にわかるわけがありません。ただ、そうなったときにどうするかという決断は必要です。

これはやはり、その人がどのくらいの年齢を自分の適齢生存期とするか、という問題にかかってきます。

77

転移とは、新天地を求めて逃げ出した者たちの逃げ場。アメリカ大陸へ転移してきたヨーロッパ人は、先住民たちにとってはガン細胞のように恐ろしく、強大な力だった。

高齢者が中心という新しい社会

親鸞は九十歳まで生きました。鎌倉時代の当時、想像もつかないほどの長命だったことがわかります。

仏教で偉大な足跡を残した人物には長命の人が多く、ブッダは八十歳まで生きました。彼が生きた古代インドの衛生状態や栄養状態を併せて考えると、奇跡といえます。

日本では、法然が八十歳、蓮如が八十五歳まで生きています。時代の状況を考えると、その年齢で生きているだけで、人々から深い尊敬を受けていたことでしょう。単に長生きというだけでなく、もちろん大きな仕事もしています。そのなかでも親鸞の九十年という生涯は特筆されます。

親鸞は六十歳を超えたとき、関東から京都へ活動の拠点を移します。高齢者となってからあえて自分の環境を変え、新しい世界へと踏みこんでいきました。

そして八十歳を超えてから、数多くの「和讃《わさん》」（仏を褒め称える賛歌）をつくっています。最晩年になると「文字も文章も乱れ、目もかすんで手も震える」となげいていますが、それでも思想家として、表現者として、たいへんな活躍をしているのです。

これまで、日本では長生きしたことだけで、ある種の尊敬を受けることができました。「古希《こき》」とは「古来稀《まれ》」という意味で、それだけ高齢者とは稀有《けう》な存在でした。しかし、これからは違います。逆に若い人たちが珍しくなり、高齢層が社会の中心を構成する時代がやってきます。

これまで人類が経験したことのない、まったく新しい世界がはじまるのです。

長寿が必ずしもめでたくない時代

長寿イコール善であった時代は、とっくにすぎました。百歳以上の長寿者が五万人を超えましたが、その八十パーセント以上が寝たきりの状態で、ベッドに縛り付けられているような悲惨な境遇のなかで暮らしています。

メディアに取りあげられるような元気な長寿者は、ほんのひとにぎりにすぎません。みんなの希望や理想として、いちばん天辺《てっぺん》の人をピックアップして出すわけです。

現実には、元気な年寄りはそれほど多くない。それをクローズアップして、裾野の部分に大勢いる、見るに耐えない悲惨な高齢者の生活は見えないようにする。「こんなに元気なお年寄りがいます」といって取りあげられる人たちを、目標にしてはいけません。

ブッダが言ったように、生まれつき、人生は不条理なものです。障害をかかえたり、非常に虚弱な体質として生まれる人がいる。その一方、ごく少数、めちゃくちゃ元気な人もいる。そういうものです。特異な才能として、健康な人がいる。

生まれながらにして障害をかかえている人や、若いときに不幸にして病気を背負った人もいますから、すべてとはいいませんが、症状のほとんどは老化が原因だというのは、正解だろうと思います。

姥《うば》捨て伝説を題材にした深沢七郎の『楢山節考《ならやまぶしこう》』が以前、話題になりましたが、お迎えがこない、早く楢山に行きたいと思う人もいっぱいいると思います。『楢山節考』には、老婆が自分の歯が丈夫すぎて、「あの年でばりばりなんでも噛むなんて」と言われるのが苦痛で、石臼に歯をぶつけて折るシーンが出てきます。

昔は人生五十年といいました。人生五十年というのが、目標だったようです。

78

人生五十年というのは正しい。それ以後はオマケと考え、感謝の日々を送る。

老化は自然現象。悪いことではない

自分が死ぬとき。世を去るとき。私も、自分の死に関しては、五十年以上考え続けてきています。「メメント・モリ（死を想え）」というラテン語の警句は、いつ死ぬかわからないのであれば、意識のなかに死をずっと置いておく必要がある、という意味でしょう。

ですから、現在壮年期の人たちは、早くライフ・プランを立てなければなりません。

たとえば、資産形成という意味では、定年退職以後、年金生活をするようになったらどうするかなど、早くから考えておいたほうがいいでしょう。老後をこう開始して、残ったお金はこう使い、年金がこのくらいだからこう生きよう、といったライフ・プランです。

同じように、自分が世を去るときについてプランニングをします。高齢化するに従い、体が不自由になっていくことは、避けようのないことで、避けられると思っていること自体が間違いです。

「アンチ・エイジング」などといって老化を目の敵にしますが、老化は悪いことではありません。自然の現象です。

私は現在、神経痛だか筋肉痛だかよくわからない下肢の痛みをかかえています。これが少しでも楽にならないかなと思い、歩きかたを工夫したり、自分でいろいろなマッサージをしてみるなど楽しんでやっていますが、この二、三年はまだ効果が出ません。

そういえば昔、現在の私と同じような世代の人で、ステッキをついている人をよく見かけました。ステッキは見栄えをよくするだけではなく、年をとってくると全体に下肢が不自由になってくるため、必要だったことがわかってきます。体が縮んで靴が合わなくて痛かったり、糖尿病からくる下肢の問題もあるでしょう。

年をとってくると、単純な痛みはひっきりなしです。神経痛、リウマチ、最近非常に多くなっている、血流の滞りからくる静脈血栓塞栓症。だからといって、それに対して手術をしなければならないのかといえば、そんなことはないだろうと思っています。

つまり、老化を止める手だてはない。エントロピーですから、これはもうしかたがないものです。そう考えると、本当に快適に円滑に生きられるのは、五十歳くらいが打ちどめでしょう。

孤独死という選択は不幸ではない

先述したように、五万人を超える百歳以上の八割以上が寝たきり——悲しいですが、それが現実のようです。ですから、自分のことを自分でできる期限がすぎる前に、最期の日々のことも考えて生きていかなければなりません。

「死」とどう向きあうか。それが「林住期」の人がまずとりかかるべきことです。

ここ数年、「孤独死」が問題になっています。孤独死は、世間から孤立した悲しい、惨《みじ》めな死、などとメディアではとらえられています。しかし、必ずしもそうとは限らないのではないでしょうか。

それは、自らが主体的に選びとった、最期の日々の姿かもしれないからです。

永井荷風《かふう》は八十歳のとき、一人暮らしをしていた千葉県市川市の自宅の火鉢の前で倒れて亡くなっているのが発見されました。その前日まで、近くの食堂にかつ丼を食べに行くなど、好きなように生きていたようです。

そんななかで迎えた「孤独な死」を、私はうらやましく感じるときがあります。自ら選びとった「生」のなかでの「死」なのですから。

「生」をどのように閉じるか

老いていくということを悲観する必要はありませんが、自分の晩年は、やはり考えておかなければなりません。子どもや孫たちに囲まれ、介抱されながら自然に、幸せに最期を迎える人もなかにはいるでしょう。

しかし、子どもたちに鬱陶《うっとう》しがられながら面倒をみられることがいやで、自分で部屋を借りて田舎で暮らす人もいます。おそらく多くの人が、孤独死というでしょう。

しかし、そういう選択肢もあるのです。いまは過疎の村が多いですから、そういうところで人生の最期の日々を送る。「三日連絡がないときは来てください」というようなシステムもあるようです。

一日に一回、電気ポットを使わないと自動的に管理センターに連絡がいくというシステムもあります。元気でいる限りは、必ずお湯は使うわけですから、一日コールがなければセンターの人が見に行くそうです。

そうしておけば、死んで腐ったりする心配もなく、迷惑をかけずにすみます。

地方の場合、新聞配達の人が、新聞が二日分たまっていると必ず声をかけるそうです。

国も地方も個人も、高齢化社会に対応していかなければなりません。

私たちは、人種も家族も容貌も、また生まれてくる時代も、何一つ自分で選ぶことができません。しかし、人として生まれてきた以上、幕引きをどう迎えるかくらいは選んでもよいのではないでしょうか。

もちろん、自殺をすすめているわけではありません。高齢者にとって遠くない将来、必ずやってくる「死」をどのように迎え入れるかという、気持ちの問題なのです。

病院のベッドで、寝たままその「時」を待つのも結構です。しかし、それを自分で選ぶのと選ばないのとでは、気持ちの向きあいかたがまったく違うはずです。

空海《くうかい》は、死期を悟ってからずいぶん長い時間をかけて五穀を絶ち、最後は水を制限して入定《にゅうじょう》したといわれます。そういう意味で、荷風よりもさらに主体的に「永遠の人生」を選び、迎え入れたといえるでしょう。

いま生きている自分の「生」をどのように閉じるか。高齢者はこの問題と向きあわなければいけません。

幕引きを自分で演出するために

私たちは、自分たちの決断として、何歳くらいがこの世を離れる適当な時期であるのかを考え、自分のライフ・プランを立てる必要があります。いまの四十代はまだ若いですし、体質も変わっていますから、昔のように「人生五十年」というのはちょっと酷でしょう。元気に動ける年齢が五十歳までだとしても、七十歳十五歳くらいが、幕の引きどころではないでしょうか。

最近、いろいろなところで書かれ、しかも信頼に足る意見として人々に影響をあたえているのは、人が死ぬときには人工的に栄養などをあたえないほうがよい、ということです。

食べたくないときは食べない、水も飲みたくないときは飲まない。無理に飲食させない、飲食しない人ほど楽に逝《い》けます。

治療と称して生命を温存させようと、すでに死へと向かっている肉体に対し、いろいろな刺激をあたえるから葛藤が起き、苦しむのでしょう。

空海は入定の際に、早くから五穀を少しずつ断ち、枯れるように入定しました。私はそれが自然だと思います。長く生きることが人生の勝利であるなどとは、まったく思えないのです。

戦争中に育った私は、「二十歳のころには少年航空兵になって玉砕しているだろう」と勝手に考えていました。ですから、四十歳になったときにはびっくりしました。こういう平和な時代にめぐりあって、奇《く》しくも命ながらえて、という実感が本当にあったのです。

ただ、人間の生への執着というのは、どんな時代にもあるでしょうから、十分にいろいろと考える必要があります。

ハッピー・エンディングを迎えるには、じたばたしないで死と向きあう、ということかもしれません。「病むときは病むがよし、死ぬときは死ぬがよし」と言った人もいますが、基本的に私はまわりに迷惑をかけたくはありません。

這ってでも自分でトイレに行けるあいだはいいですが、行けなくなったとき、たとえば自分がとる栄養を意識的に減らしていけば、自分の命を枯れさせていくことは可能ではないだろうか、と思っています。

簡単にいってしまうと、医療の処置を断り、あとは栄養もとらず、できるだけ水も飲まないようにして死を迎えたい。「それはあなたが八十になったからだよ」と言われればそうかもしれませんが、みんな欲が深すぎる、とも思うのです。

シミやたるみ、体の衰えを、たくさんの人が抑えたがりますが、年をとってそうなることは、当たり前ではないでしょうか。

79 食べすぎより、小食のほうがよい。食事は二十代で腹十分、三十代で腹九分、四十代で腹八分、五十代で腹七分、六十代で腹六分、七十代で腹五分、八十代で腹四分、九十代からはカスミを食って生きればよい。

80 何歳くらいがこの世を離れる適当な時期であるのかを考え、自分のライフ・プランを立てる。

老化を認めることが健康維持の第一歩

体の衰えは、まず皮膚に出ます。シミやほくろが多くなってきます。それから筋肉がたるんで口角が下がり、口もとが常にへの字型になる。視力が衰え、聴力が衰える。だいたい、老眼になったくらいでも、普通の人はそのことを認めたがりません。

四十半ばにもなれば、老眼鏡はいやでも必要になります。老眼鏡のわずらわしさは、使っている人でなければわからないでしょう。

最初の五年、十年はかなり抵抗があります。私の知っている出版社の社長も「お恥ずかしいんですが……僕もいやなんですけどね」と、老眼鏡を出すごとに、言い訳をします。

明るい部屋で小さな字を見ながら、「部屋が暗いせいで読みにくい」などと言い訳したりします。書類を見るときにかけかえるのが恥ずかしいなどといって、頑として老眼鏡をかけない。外国では老眼鏡のことを「リーディング・グラス」と言いますが、この言い方は非常にいいと思います。

それから、非常に不器用になってきます。ものを素早く数えられなくなる。小さなものを迂闊《うかつ》にひっくり返す。コップのなかのものをこぼす……。

それから、いやでも毛髪が減ってきます。毎朝ごそっと十数本も髪の毛が抜ければ、それは不安なものです。

筋力が衰え、ちょっとしたことで簡単につまずく。また、選択を間違える。最近、高齢者の交通事故が多いですが、店に突っこんだりするのは、必ずアクセルとブレーキの踏み間違いです。七十歳以上のドライバーも多いですが、そういう人に突っこまれたら、もうどうしようもありません。

とにかく、視力から聴力、反射神経など、ありとあらゆるものが衰えてきます。五十歳を境目に、体のなかの能力もすべて変わっていきますが、そのくらいのころは、若さを少しでも維持しようとじたばたします。

しかし、それはもう、しかたのないことです。それを認めないで、健全な体を維持することなど、ありえないでしょう。

私が「治《なお》る」ではなく「治《おさ》める」といっているのは、そういうことなのです。治ることなどない。完治などありえません。ガンなども、「ガンを全部きれいにとったからこれで安心です」と医師が言っても、やはりまた出てくるわけです。一時的に治めているだけなのです。

衰えを取り繕うのが養生

毎日のように己の衰えを自覚する――。六十歳をすぎるころから、それがさらに顕著になります。それが死を迎える日まで延々と続くかと思うと、自然と気持ちが萎えてしまいます。

「心に明日を信じられるものがあれば、いつでも青春だ」などという言葉があります。たしかに老いがプラスに働くこともあるでしょうが、日々の苦痛や不安のほうが勝るはずです。そして周囲からの孤立感などが、さらに広がっていく。

ボランティアなどを通じて社会と、また、若い人たちと交流を深めていくべきだという人もいますが、現実にはなかなか難しいことです。

あらゆるものごとは時間とともに劣化し、イレギュラーになっていきます。それは世界の最も大事な真実だといってもいいでしょう。

人間の心も体も、例外ではありません。鉄が錆《さ》びるように、人間もまた錆びていくのです。私たちには、その状態を素直に受け入れていく以外、方法はありません。「四百四病《しひゃくしびょう》」の言葉どおり、人間は病気の塊みたいなもので、それをだましだまし取り繕って生きているのです。

この取り繕いを、「養生」と呼びます。

養生というのは加齢による衰えを取り繕うだけで、根本的に治すことは含まれません。そもそも病気を「治《なお》す」というのは間違っています。病気は「治す」ものではなく「治《おさ》める」ものなのです。

病気とは、顕在化していなかった表面に出てきた何かです。人間にはそれを治めることしかできません。西洋医学のいう「完治」「根治」などは、マヤカシだと私は思っています。

病気は決して治らない――。養生への取り組みは、そこからはじまるのです。

高齢者は進んで昔の話をしよう

高齢者の昔話も、養生の一つです。

「こんな大きな仕事をした」「たくさんの人にモテた」。話半分くらいの、実際より大きな昔話をして「すごいですね」と感心される。それが高齢者の大きな楽しみの一つで、年寄りだけに許された特権です。

普通の家庭では、「その話は何百回も聞いた」などと言われてしまいます。すると高齢者はしょげてしまい、昔話をしなくなってしまいます。高齢者の大きな楽しみと養生の機会を奪っているということに、気づいてください。

蓮如は、親鸞のような生真面目な人ではなく、いい加減なところのあるおもしろい人でした。その蓮如に、「百遍聞いてオチまでわかってしまったお坊さんの説法でも、毎回生まれてはじめて聞いたように感動できなければいけない」という言葉があります。

蓮如のいた浄土真宗では、門徒は「念仏」と「聞法《もんぼう》」が何より大事とされています。「法」は仏法のことですから、文字どおり「仏法を聞く」ことが、祭祇などより大切なのです。

熱心な門徒たちは、毎週寺に行っては、くり返しくり返し、何度も何度も耳にたこができるくらい同じ説法を聞く。すると、「次はこういう冗談を言うぞ」などと、だいたいのことがわかってきます。

そこで、蓮如の言葉です。いつも同じ話だと思って聞いているかもしれませんが、聞いていた昨日の自分と今日の自分はまったく違う。説法も同じことで、去年のお坊さんと今年のお坊さんは心のありかたが違います。年齢も違う。人は常に揺れ動いていて、スイングしているという考えです。

説法もまた一期一会なのだ、ということです。

昔話をすることは、高齢者にとってもいいことずくめです。最近ではアルツハイマー病にも新薬が出ているようですが、西洋医学ではお手上げの状態です。

そこで、いちばんの治療法とされているのが、昔の思い出話をするという「回想療法」です。

81 高齢者ほど積極的に昔話をしたほうがよい。

もの忘れは心の健康によい

私は、老人ホームなどでタンバリンを打ちながら唱歌を歌うより、その人の人生の歩みを話してもらうことのほうが、脳にはよいと考えています。思い出話というのは、何度も丹念に聞くと、前に聞いたときと細部が違ったりします。脚色されたり訂正されたりと、編集作業が入ってくるのです。

同じ話をくり返していると、次第に細部が正確になっていくことがよくあります。はじめは「名前は覚えてないけど、こういう人がいて」だったのが、「野村って人だった」など、具体的な名前まであがるようになるのです。これが脳の活性化につながっているのかもしれません。

自分はアルツハイマー病ではないから関係ない、と思うのではなく、日ごろから人に自分の昔話をする癖をつけておくことが大切なのです。「人がいやがりそうだから」などと考えず、積極的に昔話をしましょう。昔話こそ、高齢者たちに許された特権、認知症防止のための簡単な予防法ではないでしょうか。

四十代からでも、「近ごろ、もの忘れがひどくて」という会話をしたことのある人は多いはずです。

私自身、仕事をしながら、人と話をしながら、思い出せないことが魚の小骨のようにひっかかることがよくあります。しかし、こう思うこともできます。「本当に大事なことは決して忘れないはずだ」「思い出せないのは余計なことだから、頭が満杯になってあふれてしまったのだ」と。

「私はもの忘れをしない」と威張っている人がいますが、これには感心しません。忘れないということは、新しい知識が入ってこないと言っているようなものです。普通に暮らして雑誌などをめくっていると、いやでもAKB48とかHKT48などという知識が入ってきてしまいます。

すると、長年生きてきて頭の容量が満杯ですから、押し出されるように何かを忘れる。でもそれは、忘れてもいいことだから忘れているのです。もの忘れを悲観的にとらえて心を暗くすることなどありません。

自分のなかで無意識に取捨選択をしてくれたほうが、心にはよいのです。

82

固有名詞や単語を忘れることを気にしない。新しい情報を多くインプットする人は、はみ出す言葉も多い。忘れない人は、新しい情報を入れていない固い頭ということ。

変化していくからこそ「選ぶ力」が必要

意識的にせよ無意識的にせよ、何かを選ぶということは、高齢者にとって大切なことです。私はそれを「選ぶ力」と呼んでいます。

法然に『選択本願念仏集』という、彼のマニフェストを記した書物があります。これは文字どおり「せんたく」のことです。法然がもっとも大切にしたことが、まさに「選ぶ力」なのです。

単にものを捨てて選び抜くというよりも、違うものを横に避けるようにていねいにはずしていくという考えかたです。

そして自分に合うものを選ぶとき、人間は絶えず変化し、変わってゆくものだということを念頭に置けばいいのです。

老化とは苦痛の選択

私は四十歳のころにタバコをやめました。いまでいう肺気腫の前駆的な症状が出て、タバコを吸うと息が苦しくなり、地下鉄にも乗れないくらいでした。地下鉄に乗るとすごく息が苦しい。吸う息はいくらでも吸えますが、十分に吐けない。肺が古いゴムのように弾力を失い、吸った息を外に排出しづらいような状態になるため、パニックになります。

呼吸は、「呼」が吐く息、「吸」が吸う息ですから、まず吐くことが先決です。なので、吐く力が失われると、もう息を吸うこともできない。

そんな折、何かの理由で三日くらいタバコを切らしてしまったのですが、そのとき、割と呼吸が楽にできました。タバコを吸えない苦しさと、息のできない苦しさのどちらの苦痛を選択するか。息は毎日することですから、これが苦しいとどうしようもない。少しでも楽なほうがいい。じゃあ、とにかくタバコを控えるようにしよう、という選択です。

苦痛の選択。それが老化というものです。

83

不安と罪悪感をもってタバコを吸わない。喫煙はそれぞれの天運である。やめる縁が生ずれば、「やめるな」と止められてもやめる。気持ちよく一服することのプラス面を大事に考えよう。

84

老いとは苦痛の選択。単にものを捨てて選び抜くというよりも、違うものを横に避けるようにていねいにはずしていく。

第6章

年齢を楽しむ

――エンジョイ・エイジングのすすめ

エンジョイ・エイジングで加齢を楽しむ

私は、わざわざ鍛えるのはよくないと思っています。これまで、本書でも「鍛える」と書いていないことにお気づきでしょうか。鍛えるのは見た目のこともあるでしょうが、やはり自然に、必要な筋肉がつくようにしたほうがいいのです。これだけ日常生活のなかで雑事に追われ、そのつど、立ったり座ったりしなければなりませんが、それがスッとできるようになれば、それでいいのです。座る、立つ、歩く。そういうことをおもしろがってやる。

私は腺病質といわれ、どちらかというと体の弱い子どもでした。生まれつき強くないため、体を気遣い、研究や工夫をする必要があったのです。やっているうちにおもしろくなってきた、というのが実感です。

加齢というのは自然のことで、加齢現象が少ないというほうが特異な例、不思議な例です。ですから、誰でもやはり覚悟が必要です。昔は五十歳で定年で、それから三年くらいは嘱託《しょくたく》、という感じでした。それは体の現役も同じで、五十歳は相当老化しています。

たとえば、免疫をつかさどる胸腺も、十代のころがいちばん活発で、すでに二十歳のころから萎縮がはじまるといいます。

どんなに健康な人でも、二十代のはじめごろから老化していきます。しわやたるみといった容姿の衰えはもちろん、内臓も年をへるごとに老化していきますが、胸腺という器官もその一つです。

胸腺は、私たちの免疫をつかさどる大事な器官で、胸骨のうしろ側にある平べったい組織です。

胸腺の役割は、骨髄がつくり出す細胞のなかから素質のありそうなものを選び、免疫機能をもつ胸腺リンパ球（T細胞）に育て、増やすことです。そうして育てたT細胞を、血液をとおして免疫活動の最前線に送りこむのです。

胸腺の存在は、ギリシャ時代から知られていたそうですが、その役割についてはわかっていませんでした。そもそも、当時の医学では、免疫というしくみ自体わからないことが多かったのです。

二十世紀に入ってようやく、免疫の本質的なしくみが明らかになってきました。免疫は、単に病気の予防や治療にかかわる機構ではありません。

それは、私たち自身の「自己とは何か」にかかわる問題であり、拒絶と寛容という二つの働きを介して、人間の存在の根本に触れるものであることがわかってきました。

そんな、免疫をつかさどる大事な器官の胸腺もまた、老化は免れないのです。胸腺は人間の成長期である十代の終わりごろにもっとも成長し、二十代に入ってからは劇的に衰えていくといいます。四十代になると約十分の一に縮小してしまい、当然、その人の免疫力も落ちていくのです。

五十を超えるとなると、ほとんど脂肪化し、六十、七十代では、かろうじて痕跡を残すのみといいます。

つまり、青年のころからすでに老化ははじまっているのです。しかし、人間の体というのは本当によくできており、胸腺に代わって腸管が免疫を担うといいます。収縮したり、退行した機能を補うための工夫と努力を、体は自然に行っているのです。

ガンを含めて、すべての病気は治りません。まして老化に関係のあるすべての人体の故障は、決して完治したりはしません。

往く川の水は流れて、決してもどることはないように、生命もまた、刻々と流れて二度ともとへはもどりません。私たち人間は、そんなふうに生きていくのです。

老化は自然の流れである

老化に抵抗することは、私はよくないと思っています。老化を促進させることはやめたほうがいいですが、自然の老化は諦《あきら》めるしかないでしょう。

「諦《あきら》める」という言葉を、私は「明らかに究める」と読んでいます。真実をはっきりと、自分の目で確認する。老いは自然なことなのですから、老いを認める。それでも現代人は、自分が老いていくことを認めるのはいやなのでしょう。だからアンチ・エイジングという言葉が出てくるのです。

いつまでも若いままの体型を維持したいといって、いろいろやっている人が多いですが、人間の体というのは年をとってくると、四十歳くらいをピークとして縮んでいきます。

私も昔は、シックスハーフ（6・5）の靴をはいていました。自分に合う靴を見つけるまで大変な苦労をしますが、見つけると二十年ははいています。一九六八年に買った靴も、まだ現役です。いまは、当時ちょっときつかったシックスの靴がちょうどいい。センチでいうと二十四半か二十四センチでいいくらい、足も小さくなっています。

身長も以前は百六十七・五センチありましたが、いまは百六十六センチぐらいです。約一センチ五ミリほど低くなっています。それから、最盛期にいちばん太っていた四十二、三のころは、ワイシャツの襟が三十九センチでした。いまは三十七センチでもいいくらい、襟回りも小さくなっています。

体重も、いちばん重かったときで六十三キロくらいでしたが、いまは五十七キロくらい。二十歳のときが五十五キロでしたから、そのときの体重にもどったのです。みんな「自分はメタボだ」などと言いますが、バランスのとれていた二十歳のときの体重が理想だと思います。

四十、五十を境に身長も縮み、体重も減り、洋服の襟回りも小さく、靴のサイズも小さくなっていく。これは当然です。それが加齢ということなのです。一生懸命リフトアップしたり、体を鍛えてアンチ・エイジングにつとめるのもいいかもしれませんが、老化を客観的に明らかに認めるのが自然でしょう。

85 どんなにデザインが美しくとも足に合わない靴ははかない。流行より健康が大事。

86 ふだん靴をはいていることを忘れるような靴を選ぶこと。いつも靴と足が意識されるようではダメ。

87 きつすぎる靴も、ゆるすぎる靴もダメ。しっくりくる靴は、十足買って一足ぐらいと心得る。その一足を大切にする。

加齢も老いも、受けとめる

反射神経のスピードをはかる機械で客観的に見ると、やはり若いときより判断力がずいぶん遅れています。

それから声帯が衰えるのか、声がかすれてきます。私と同年代の石原慎太郎さん、田原総一朗さんを見ていても、昔の声は湿って艶やかな声でしたが、いまはみんな少しかすれています。その、かすれているところが年輪を感じさせて、深みのあるところですが、明らかに声がかすれる。

また、無理して老眼鏡をかけないで、眉をひそめて新聞などを読んでいると頭痛がしてきます。四十～四十五歳くらいという短い差はあっても、いやでも老眼になってくるため、誰でも老眼鏡が必要になるのです。

それでも、なかには例外的な人がいます。七十歳になっても、まったく老眼鏡を必要とせずに新聞を読んでいる人などは、特異体質なのです。ＥＤ（勃起不全）の治療に通う中高年がたくさんいますが、生殖期がすぎてしまったということですから、無理していろいろ人工的な手段を講じるのはどうかと思います。バイアグラなどは、心臓に多少の負担があるのではないでしょうか。

加齢も老いも、受けとめることです。

88 老化を客観的に明らかに認める。無理していろいろ人工的な手段を講じてアンチ・エイジングしない。

自分らしく自然に年をとればいい

免許は、八十歳で打ちどめにしたほうがいいでしょう。

本人は気がついていなくても、八十歳にもなると運動神経や反射神経が衰えています。うっかりミスもあれば、後方や左右への注意、目配りもうまくいきません。そう考えるとちょっと残酷かもしれませんが、運転はせいぜい七十五歳くらいまででしょう。私も六十歳で車の運転をやめました。

自分でもよくわかっているのですが、認めたくない。ものをこぼしたり、落としたりしやすい。新幹線の座席を確認したつもりで座っていると、「すいません、そこは私の席です」と言われることがときどきある。老眼で見えにくいせいもありますが、要するにうっかりです。それは加齢によるしかたがないこと、自然現象として、私はいちいち落ちこんだり悔やんだりしないようにしています。

老化はナチュラルなことです。雑誌やコマーシャルで元気できれいにしている老人を見て「うらやましい、こんな人がいるの？　それにくらべて自分は」と思わない。そういう姿は一つの幻想にすぎません。自分は自分の年のとりかたをすればいいのです。

そのためには、自分の体に関心をもつことが大切です。

たとえば、トイレに入って毎日、自分が排泄したものをきちんと観察する。大便は、体からの大きな便りです。それなのに、「汚いもの」として、だいたいの人が見ないで流してしまうでしょう。流す前にじっくり観察する。理想なのは、黄金色で、かたちもバナナのように立派で、水に浮かんでいる便だそうです。何日も便秘していると重くなるから水のなかに沈むし、色が黒ずんでいるようではおもしろくありません。

食べてから、だいたい二十四時間から二十六時間くらいで排泄されるといいますが、何を食べたかを記録しておき、便の状態を見れば「あ、あの食べものはいいんだな」ということがわかります。

89

トイレで用を足したあとは、色、かたち、臭いなどを丹念に観察すること。あらゆる心身の情報がそこにある。

90

先に紙で拭いたあと、ウォシュレットを使う。いきなり湯で洗ってしまえば、なんの情報も伝わらない。

91 もっともよい排便のあとは、紙で拭いても何もつかない。それが望ましい結果であって、そのような回数を増やしていくのが理想。一年中ぜんぜん紙を使わないでもよい状態こそ、心身統一の境地。私は月に一、二度はそういうことがある。

92 便意を感じたときはこらえないで、すぐにする。重要な会議中でも、中座すればよい。

思うにまかせ、穏やかに生きる

人の命というのは、そうそう自分で計画的にできるものではないのです。
人生は苦であるといいます。仏教は非常にネガティブなもので、人生は苦であるというところから出発します。思うとおりにならないところから、わがままな人間はさまざまに悩んだり苦しんだりする。しかし私は、「苦」と書かないほうがいいような気がします。苦ではなく、思うにまかせるものです。

そのことを結果的に「苦」といっているわけですが、人生は思うにまかせるものです。最初から非常に不平等であり、差別が多く、そして不条理なことが多い。それが世の中というものです。

善人が不運つづきで窮することもあれば、悪人が栄えることもあります。どう考えても不条理ですが、不条理なのが世の中なのです。その不条理な世の中で、どうすれば心を穏やかに生きていけるかを探したのが、仏教なのでしょう。

生まれた瞬間に未熟児もいれば、たくましい子もいます。金持ちの家に生まれるか貧乏人の家に生まれるかで、出発点が大きく違います。十七、八世紀に黒人に生まれていたら奴隷にされていたかもしれません。そういうことを考えると、思うにまかせるしかないのです。

思うとおりにならない。自分がこうありたいと思っていても、決してそうはならない。それなら、思うにまかせる、あきらめるしかありません。

そこから、失望とか挫折感、現実へのいらだちとか嫉妬、いろいろなものが生まれてくるわけです。

ですから、思いどおりに生きる方法などないのだ、ということを知ることです。なんでもみんな見てみたいだろうとは思います。しかし、思うにまかせる世の中に生まれたのですから、ある程度、心穏やかに暮らしたい、明るく生きていける方法を見つけていきたいと思うのです。

93

人生は生まれたときから思いどおりにはいかない。そのことを諦め、思うにまかせる。

「思うがままにならない」のが人生

ブッダは、仏教を教えたわけではありません。ブッダ、いわゆる釈尊と呼ばれる人の行いにみんなが共感し、それを大事にしていくことに喜びを感じた人たちをブッディスト、ブッダの教えに従う人と呼んだだけで、ブッダ自身はダーマの人です。キリストがキリスト教の布教をしたのではなく、ユダヤ教の改革者であったのと同様です。

ブッダの「人生は苦である」という発想は、非常にネガティブな発想のように見えます。これは、世の中は非常に矛盾し、不合理なもので、思うがままにならないものだ、ということでしょう。

人間は、生まれてくるときから、すでに思うがままになりません。全員が同じスタートラインに生まれてくるわけではないのです。私たちは黄色人種、アジア人としてこの世に生まれてきましたが、自分の努力や正義、愛でそれを変えることはできません。黒人は黒人、白人は白人、インド人はインド人なのです。

しかも、戦国時代に生まれたいと思っても、それは不可能です。時も場所も国も、こういう親のもとに生まれてきたかったという、両親も兄弟も選べない。自分の体質やキャラクター、体型など、まったく自分の選択の外にあります。

シェイクスピアは『リア王』で、「We came crying hither（人は泣きながら生まれてくる)」と書いています。それは、ひどく不条理で愚かしく、滑稽なこの世界に、自分の意志とは関係なく投げ出されてくる人間の、不安と恐怖の叫び声だというような意味ですが、それはそのとおりなのです。

健康に生きたいと思っても、最初からハンディキャップをかかえてくる人がいます。ガンにかかる人、かからない人の差は何か。健康に気をつけた人がガンにならないかといえば、全然そんなことはありません。ガンは環境によって起こるという説があり、食生活など、日常生活に気をつければガンにかかる確率は少なくなるといいますが、確率が少なくなることと、ガンにならないということは別です。

普通にトンネルを走っているとき、まさか天井が落ちてくるなどとは誰も思いません。その何秒かのあいだにすり抜けるのか、直撃されてしまうのか、それを運命論といってしまえばそれまでですが、すべては思うがままにならないことなのです。

一、二パーセントの工夫が幸運を呼ぶ

子どものころ、柳生十兵衛や真田幸村の講談本を読んで、「あの時代に生まれて合戦に参加したい」「伊賀とか甲賀に生まれて忍者になりたい」と思ったものですが、それはできないことです。私たちには、できないことがあまりにも多すぎます。制限されていることがあまりにも多すぎるのです。

走るのがはやい子がいれば、数学が得意な子がいる。天才的に歌がうまい人がいるかと思えば、ぜんぜん音階のとれない人もいる。これは、努力や摂生とは関係ないのです。そう考えると、健康法を語るとき、「病気に苦しんでいるのは、健康に気をつけず、養生しなかったからだ」などとは、絶対に思ってはいけないでしょう。自分が健康であるのは、ただラッキーなだけなのです。

私は現在、車の運転をしませんが、それまで四十年運転してきて、一回も事故を起こしていません。運転が上手か下手かは別として、交通事故を起こさないままで無事にドライバー生活を終えました。そう言うと「追突されなかったのは、

運がよかったんですね」と言われます。

それでも私は、追突されるあらゆるケースを考え、かなり気をつけて運転していたのです。

信号で止まるときは、できるだけ最後尾につかない。前にトラックが走っていれば、車間を開ける。そうすると気の急《せ》いた人が入りこんできますが、サンドイッチのようにそういう軽自動車や乗用車をあいだにはさみ、バスやトラックのまうしろにつかない。車間距離も必ずしっかりとる。後ろからどんなにクラクションを鳴らされて急かされても、悠々と「お先にどうぞ」で高速道路も制限速度内のスピードでしか走らない。雨の日はブレーキングの性能がどのくらいあるか、いつも確認する。

右を見て左を見るだけではなく、さらにもういっぺん右を確認する。信号を左折するときのウインカーは三十メートル手前で出す。止まっているときは後続車が突っこんでこないかバックミラーに常に目を光らせ、サイドブレーキも引いています。

つまり、追突されない工夫だけでも、ずいぶんやってきたつもりです。あらゆることを、自分の考えかたにしたがって運転してきました。

ですから、みんなから「運がよかったんですね」と言われると、「運がよかった。たしかにそうだ」と思いながら、一、二パーセントは、「それでも、いろいろやってきたおかげもある」と思うのです。

要は、何事も余裕をもってすることです。

こまかいことの積み重ねで幸運になる

一ヶ月で三回追突された人もいるくらいですから、無事故は本当に幸運なのでしょう。たしかに「追突された人は運が悪かった」ということが九十パーセントはあります。しかし私は、「十パーセントくらいは追突されるほうも不注意じゃないか」という気もするのです。

高速道路を走っているとき、後続車が車間距離をつめてくると、ブレーキランプをチコチコ踏んで相手がいやがるようにする。走っている車のナンバーが遠方のものであれば高速道路の分岐点で迷うかもしれないからやりすごす。高齢者や初心者が運転しているような疑いがある車は避ける。そういうことを毎日毎日くり返しているのと、いないのとでは違うでしょう。

赤信号の止まりかたにしろ、赤信号になりそうなとき、前の車は行こうとしているのか、うしろの車はどうする気なのか確認する。うしろの車が明らかに渡る気満々のようであれば急ブレーキをかけたら追突されるだろうから、こちらも左右を見ながらあえてアクセルを踏んで突っきる。

万事につけ、すごくこまかいことはたくさんあります。その積み重ねが、多少なりとも役に立っていないはずはないでしょう。

雑な運転をする人は本当に雑で、これで事故を起こさないのが不思議だと思うくらいです。車線変更でも、ハンドルをきってからウインカーを出すような人など、ありとあらゆる人がいます。前後左右の車の気配を察し、推理を働かせ、とにかく「君子危うきに近寄らず」という気持ちでやっていく。

それは健康についても、同じなのです。

エンジョイするために目や耳を刺激する

読書、音楽鑑賞……。年をとってからの楽しみはいろいろあります。しかし、目や耳が不自由になってしまっては、エンジョイすることはできません。

私は、ものを書いたり読んだりすることが仕事でもありますから、視力はできるだけたもちたい。そのためにふだんからやっている訓練があります。手を伸ばして親指を立て、それを見つめる。そして視線を指から離し、百メートルほど離れたところを見る。この訓練で、フォーカスする目の力を落とさないようにしています。

耳が不自由になることを避けるために、鼓膜の運動もやっています。掌《てのひら》で耳を覆い、空気を止めて軽く押し、そして手を離す。鼓膜の弾力性が残せるのではないかと、遊びとしてやっています。

私は、養生とは道楽だと思っています。趣味は体との対話です。

友達として、体に絶えず語りかけ、その声に耳を傾ける。そうすると、一人で

視力 聴力を養う習慣

視力を養う

① 腕を伸ばして親指を立て、それを見つめる

② 視線を指から離し、100メートルほど離れたところを見る

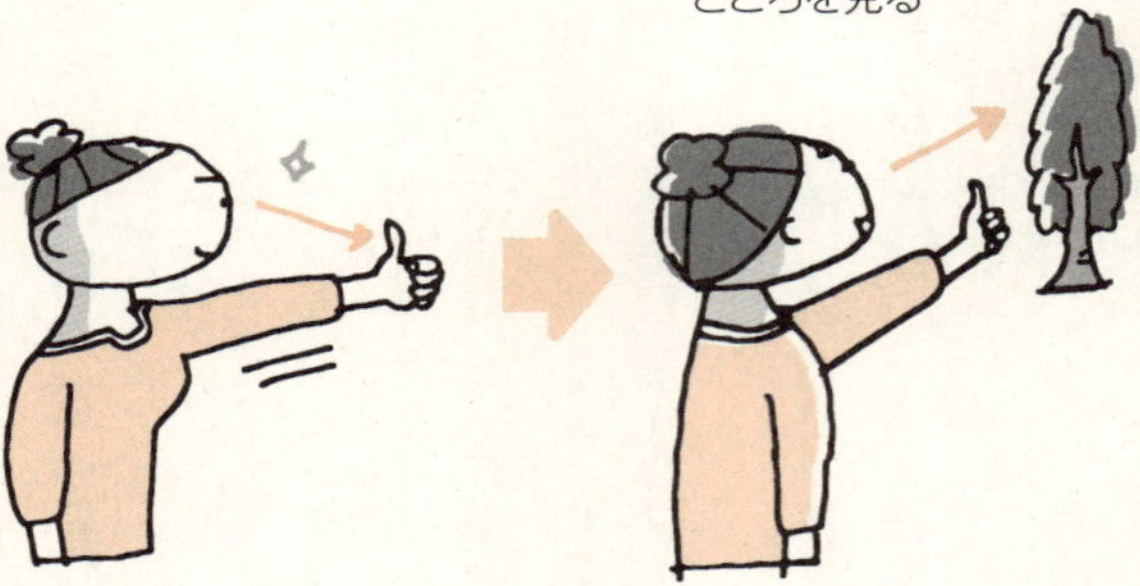

聴力を養う

掌《てのひら》で耳をおおい、空気をとめて軽く押し、離す

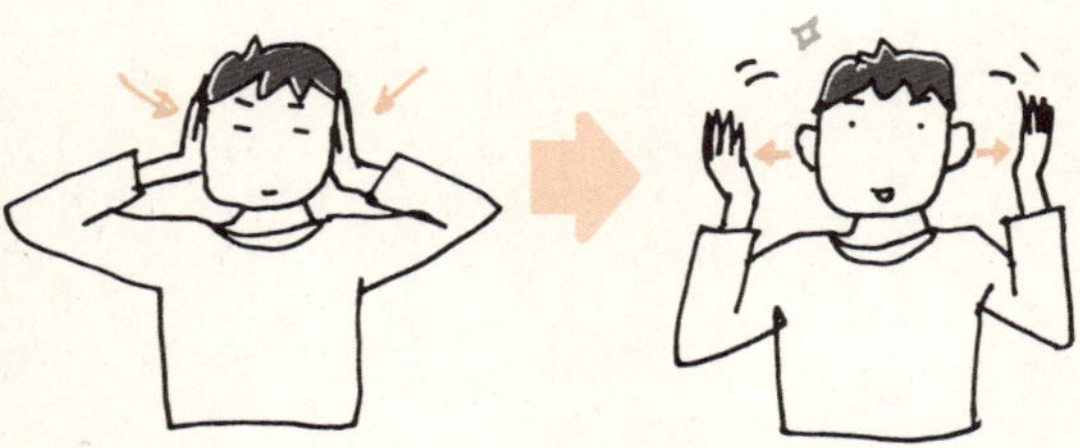

いても孤独とはあまり感じなくなります。「おい大丈夫か？」「なんだ、そこが痛いのか」と、体と話しているわけですから、さびしくありません。

人間、会話がないのがいちばんさびしいとよくいいますが、体との対話を楽しめばいいのです。

94　健康法は目の色を変えてやらない。「趣味は養生です」と言うくらいがよい。

一日一回、大笑いのまねでエンジョイ・エイジング

お金をかけずに楽しくできる気休めのひまつぶしは、いっぱいあります。孤独がいやなら、体と対話する。これもエンジョイ・エイジングの一つです。

歯を磨くときに片足で立つことでも、最初はフラフラしていたのがそのうち

まっすぐ立てるようになってくるとエンジョイできる。がんばって無理矢理我慢して、というのではなく、きょうは三十秒立てた、四十五秒になった、一分を超えたなど、私はおもしろがってやっていました。そういうことをおもしろがれるか、おもしろがれないかです。

おもしろがれるかどうかは、本人次第なのです。

寝る前に風呂に入るとき、上を見上げて精一杯大きく口をあけ、声を出さずに笑う。今はそれをおもしろがってやっています。脳というのは、けっこう騙されやすいところがあるそうです。

鏡の前に向かってぎゅっと唇を上げて微笑んでみる、おもしろくなくても「あはははは」と声を上げて笑っているふりをすると、「あ、この人間は大笑いしているな」と脳は理解するそうです。

毎日、毎日、もう、うんざりするような日々。きょうは一日、大口あけて笑ったことがなかったなと思うとき、笑うまねをする。演技することはすごく大事で、演技をすることによって、楽しい方向へ自分を引っ張っていけます。

私は最近、左足の太ももあたりに痛みを感じますが、これは気がついていない

エンジョイ・エイジングの習慣

95 1日1回精一杯口をあけ、声を出さずに笑う

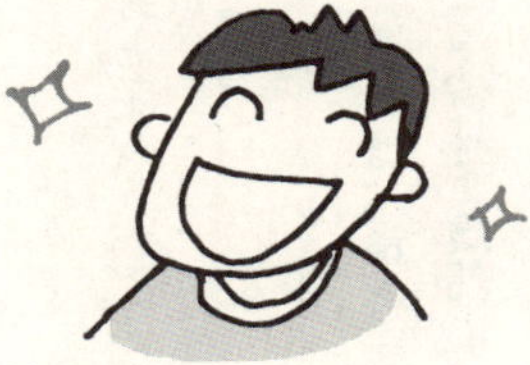

96 歯を磨くときは片足で立つ

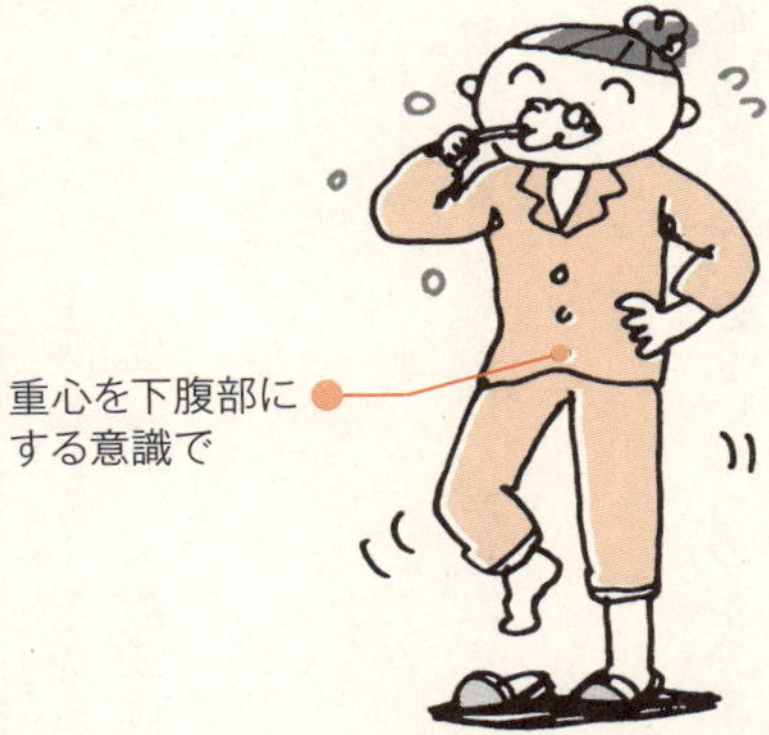

ポイント　小さな日常の行為を面白がることが大切

ときはぜんぜん痛くありません。「痛い」と意識したときに痛くなる。痛みを忘れて動いていて、「あれ？　全然痛みを感じていないじゃないか」と思うと、もう痛みがやってきます。ですから、意識と体というのは、たいへん繊細につながっているのでしょう。

この年になっても、そういう発見をするとおもしろいものです。

95

脳は騙されやすい。一日一回は精一杯大きく口をあけ、声を出さずに笑う。

96

片足で立つときは、重心を下腹部に置くとふらつかない。コツがのみこめない人は、「重心は下腹部に」と口でつぶやく。下腹部を意識するだけでちがってくる。

今日までなんとか生きてこられた幸運に感謝しよう

私は、健康自慢にならないように気をつけています。「ラッキーにも病院に行かずにすんでいることを自慢するな。そういう体に産み育ててくれた親に感謝しよう」ということです。

私は、いろいろと具合が悪いところがたくさんありました。呼吸器も弱かったし、風邪もひきやすく、偏頭痛で悩み、腰痛に苦しめられてきましたが、なんとか今日までやってこられました。

世の中には、健康を願いながらもそれに恵まれない人が、大勢います。生まれつき病弱で、わらにもすがる思いで養生に取り組みながら、それでも辛い思いで暮らしている人もいます。

ですから、何一つ健康に気を遣うことなく、大きな病気をしないで生きてこられたということは、じつに恵まれたことなのです。

病気らしい病気を一つもしたことのない人は、両親に、そして天地の恵みに、また幸運な自分の環境に合掌するつもりで生きていかなければならないでしょう。

しかし、これまで丈夫であったからといって、これからもそうであるという保証はどこにもありません。

人間の体は常に変化するのが自然ですから、長いあいだ健康だったということは、直下型地震のように大きな病気に見舞われる可能性が高い、ということでもあるのです。

病院に駆けこむような、たとえば盲腸炎にならなくて幸運でした。盲腸炎をほったらかして腹膜炎になったら手遅れでしょうから、病院に行かなければならなかったでしょう。

大動脈《だいどうみやく》瘤《りゆう》の破裂があったら、ほうっておいても担ぎこまれてしまうでしょう。それでも、「だけど」と思うのです。それはわからないけれども、必ずしも強い子とはいえなかった人間が、なんとかかんとか八十まで生きのびたというだけで、それはもう幸運でした。

体質的にも体力的にも恵まれているわけではありませんし、自分の摂生のおか

感謝の習慣

97 目が覚めたら「きょう1日の命を、ありがとうございます」と感謝する

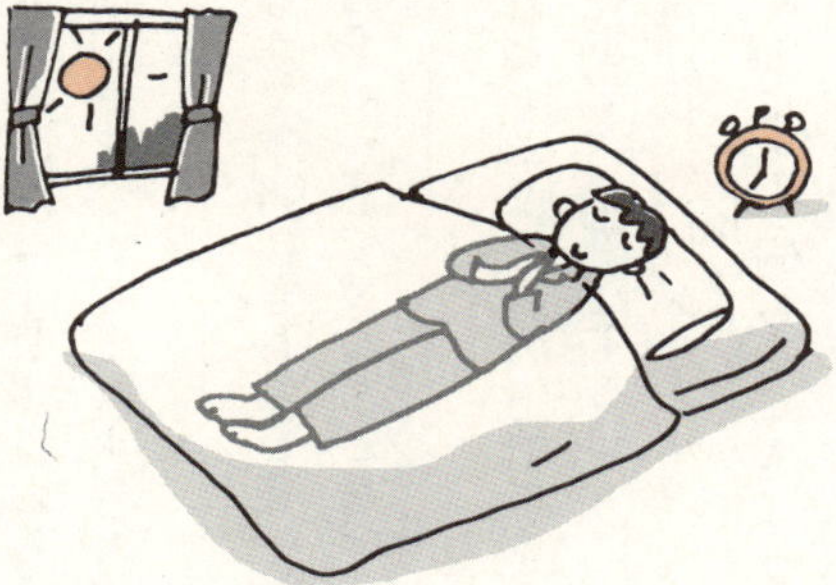

98 寝るときにも同じく「きょう1日の命を、ありがとうございました」と感謝する

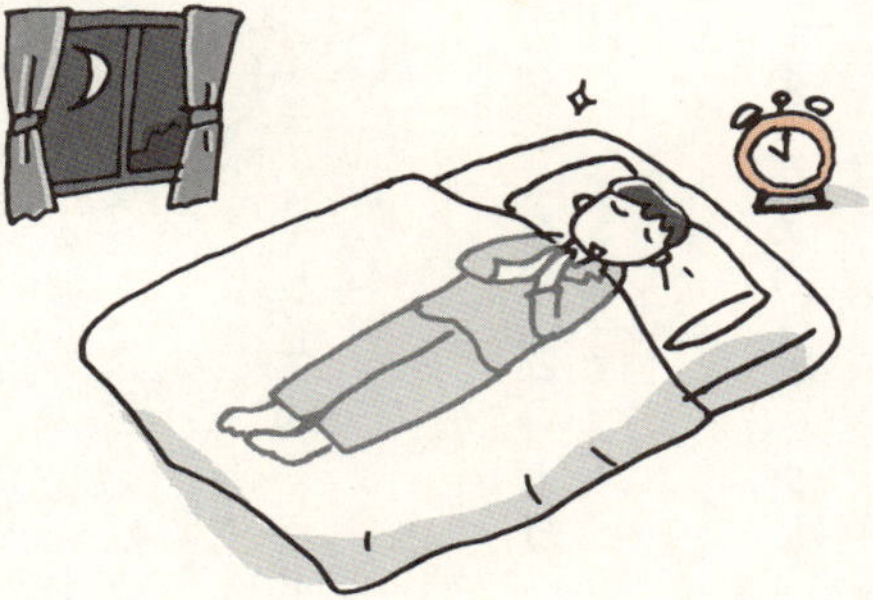

げだなどとは思いません。

私の中学の一級上の人で、詩人で評論家でたいへん魅力的な方は、徹底して摂生につとめる人でした。コーヒーはおろか紅茶やお茶さえもカフェインが入っているからと言って飲まない。ジュースも飲まず白湯《さゆ》しか飲みません。寝るのは夜の九時。

日常生活のなかで本当にきちんと養生していた方ですが、早くに亡くなってしまいました。残念で残念で、なんともいえませんでした。

97 目が覚めたときには、胸の上で手を合わせて、「きょう一日の命を、ありがとうございます」と感謝する。

98 眠りにつく前にも、同じく「きょう一日の命を、ありがとうございました」と言う。

自力をあきらめ、他力にまかせる

親鸞は九十まで生きました。私が親鸞を偉いと思うのは、そんな年になっても字が崩れていないことです。最晩年は、本人も「目もかすみ、字も乱れ」と言っていますが、だいたい八十五、六歳くらいまで、一字一角おろそかにせず、きれいに字を書いています。

親鸞が多くの和讃を書いたのは、八十を超えてからです。和讃歌というのは、ある程度の情感がなければ書けないものですから、そこに親鸞のすばらしさを感じます。

宗教家でも、道元《どうげん》は五十代で早くに死んでいます。空海、日蓮《にちれん》も六十と、大して長生きできませんでした。ブッダは八十、法然も八十、親鸞が九十で、蓮如は八十五と長命です。

浄土真宗、浄土宗の系統、念仏系の宗教家は、わりとみんな長生きです。

それは、「他力」というものの考えかたかもしれません。がんばらない。法華系は自力ですから、がんばる。

あきらめるとは、私は勝手に「自力ではあきらめきれんとあきらめた他力にすがる他に道すべなし」と考えています。自力ではあきらめきれない。あきらめることもがんばってあきらめようとしても無理ですから、自力と他力はいつも双頭になっているのです。

瀬戸内寂聴《せとうちじゃくちょう》さんは天台ですが、「最終的には他力よね」と言っていました。禅の人は「自他一如」と言いますが、自力も他力もない、最終的にはみんな同じようなものだという意見です。どちらに重心を置くかでしょう。

「他力にまかせよう」ということも決意です。「一切後悔しない、と決めるのも、ひょっとしたら自力ではないですか?」と言われたら、「そうかな」と思います。

さらに、他力の専門家に言わせると「いやいや、そういうふうに自分で決断しようという心が起きたことが、他力のささやきなのだ。他力の呼びかけで自分がそういうふうになったのだから」と言いますから、言葉のあやでしょう。

ろうそくの火が消えていくように終えたい

自分の人生を振り返り、どういうふうに自分が健やかに生きてきたか。私もおもしろがって呼吸法の本を読みあさりましたが、つまるところ、自分はこの世界中にたった一つのＤＮＡを受けて生まれてきたのですから、ほかの人の話は参考にはなりますが、自分で決める以外にはないのです。

自分で自分のエビデンスをつくる、それしかありません。自分でやってみて、それが体にいいか悪いかは一回では決まりませんから、時間をかけて見つけていく。

ハッピー・エンディングはほかの誰でもない、自分で演出するしかないのです。

食べ物を減らしていき、水分をとらず、とにかく安らかにこの世を去る。苦しみもがいてまわりに迷惑をかけ、大騒ぎして死ぬのはしかたのないことかもしれませんが、できれば、ろうそくや燭台の火がスーッと消えていくように、自然に去っていければいい。意識のあるあいだに、みんなに別れを告げることができれば、理想でしょう。

昔、武士《もののふ》は戦の最中に討ち死することが理想だったといいます。いまはとにかく、人工的なさまざまな治療を最期まで施しますが、何も加えないほうが自然にこの世を去っていけることだけは間違いないと思います。

現代は、地獄のような死にかたをする人たちが結構いるのです。

自然にこの世を去るための養生

私も、死にいたるまでの最後の年月を送る人々を、ターミナル・ケアや老人ホームでたくさん見ました。

そのような場所は、厚労省の指導があるため、事故を起こすと採点が下がってしまいます。たとえば、老人はベッドから落ちやすく、骨粗鬆症《こつそしょうしょう》で簡単に骨折するらしい。そうすると、それを防ぐためには、夜中もずっと見張らなければなりません。そんなことはできませんから、ベッドに縛りつけて拘束します。ところが不思議なことに、転ぶ老人というのは、車椅子に乗せてもフッと止まったりする際、前に落ちて転んだりするのです。しかたがないから、ベルトで縛りつけるかたちになります。ベッドにしろ車椅子にしろ、落ちてけがをされたり骨折されると、介護のレベルが低いとされてしまうからです。

朦朧《もうろう》状態で起きあがってベッドから落ちたりしないようにするためには、手足を縛りつけておくしかないといいます。本当に難しいのです。

徘徊《はいかい》して外に出ていく人など、ありとあらゆる人がいるわけです。昔の精神病院には鉄格子がはまり、そのなかを夢遊病のように患者が動き回っているというシーンを映画で見かけますが、現実問題として、末路の人を集めるとそうなってしまうのです。

自分の糞便を部屋中の壁に塗りたくる。ケアする人が口に近づけたスプーンをはねのける。とにかく、普通に生活していると考えられないような現実が、そこにはあるのです。そういった生きた地獄のような現実を、メディアは報道しません。

そう考えると、ろうそくの火が消えるようなハッピー・エンディングは、かなり難しいでしょう。

これまでにも尊厳死の問題が取りあげられてきましたが、そういったおおげさなことではなく、みずから「このへんでいいな」と思ったところで、さよならをして去れるような死にかたが理想です。苦痛もなく、しかも自然にというのが、私のみならず多くの人の望みでもあるでしょう。

心身一如《しんしんいちによ》——健康とは生きかたのこと

五十歳をすぎてから、「このまま病院の世話にならずに生涯を終えたい」と願いつつ、今日まで生きてきました。

病気にならなくても、交通事故など思いもよらぬ災難もあるでしょう。そんなやむをえない場合は別として、なるだけ病院の門をくぐりたくないのです。たとえ病気に見舞われても、医師の手をわずらわせずに、なんとか自分で立ちなおりたい。

健康というのは、多くの現代人がいだく、もっとも大きな願いの一つです。健康と長命を願うがゆえに、医師や病院に頼るのです。私自身も、体のコンディションの維持には大きな関心がありますが、できる限り病院には近づきません。

体のコンディションを保つということは、心のコンディションを保つことでもあります。心身一如《しんしんいちにょ》。体は心の状態を映し、心は体のありようを反映します。

健康とは、まさに生きかたの問題、心の、魂の問題なのです。ですから、そこから立ちあらわれてくるのは、単なる健康法とは異なる、深く広い世界です。

私はそれを、仏教的な健康ととらえています。健康は私の人生の目的なのです。

死を病院で救うことはできません。一時的に延期させられるだけで、死という病に「完治」はないのです。死は、私たちが百パーセントの確率で発病する病です。私たちは、死という病のキャリアなのです。

病に倒れれば、病院の世話にならざるをえません。発病してから治療にかかるのは、火事になってから消火器を買いに行くようなものでしょう。

大切なのは日ごろの用心、失火しても早く気づいてボヤのうちに消すことです。手近なところに消火器があれば安心ですが、そのような「そなえ」が養生といえるでしょう。

年齢を楽しみ、ハッピーなエンディングを迎えるためには、日々、そなえることなのです。

99 「ありがとうございます」が照れくさければ、「命よ、光よ、ありがとう」という意味をこめて、サンスクリット語で「ナーム・アミータ」と言えばよい。

100 あす死ぬとわかっていてもするのが養生。

文庫版あとがき　〝長い旅のはじまり〟

五木寛之

書店にいくと、ビジネス書、自己啓発本と並んで、健康に関する書籍が目立ちます。この国の歴史はじまって以来といわれる高齢化時代の一つの反映でしょう。

「元気で長生き」というスローガンは、もはやそれほど魅力的ではありません。長く生きれば生きるほど病む確率も増えてくるのですから。長命ということは、病む機会も多くなる。よく八十歳を過ぎた人は、八つ以上の病気を抱えている、などと言われます。残念ですが、どうやらこれは本当のようです。

私自身、冷静に自分の体の状態を観察してみますと、少くとも五つほどの自覚症状があります。もし病院でいろんな検査を受けたならば、八つどころではない問題点が発見されることは間違いないでしょう。要するに、ある年齢以上に達したら、どんな人でも完全な健康とはいかないのです。

人生五十年、といわれた時代は過ぎ、いまでは人生九十年、または人生百年を覚悟しなければなりません。心身のピークをその半分、四十五歳前後とすれば、多くの人々が加齢による自然な下降を体験することになるはずです。六百数十万人といわれる団塊の世代も、間もなく雪崩をうって高齢者の仲間入りをするのですから。

これからの健康の考え方は、病気にならない、という発想ではなく、どう病気とつきあっていくか、ということではないのか。さまざまな病気は、すでに私たちの環境なのです。

そんななかで、なにかあればすぐに病院に駆け込む、医師に頼る、という考え方は、もう捨てなければならないのではないか。できる限り自分の体調は自分でケアするという、いわば自立の姿勢を優先するように生きていこうと考えてきました。

「できるだけ」医師のお世話にならずに病気とつき合っていく。この「できるだけ」という点を大事にしたいと思うのです。

早期発見、早期治療、これは現代人の常識ですが、検査によって発見されるようでは困る、というのが私のひそかな考えです。

自分の体の変調は、まず自分で感じなければならない。それさえもできないような鈍感な体では、医師のお世話になったところで復元することは難しいでしょう。

私は養生とか健康法を義務として考えたことは一度もありません。面倒なことはしない、面白いからやる、それだけです。

八十歳をこえて以来、私自身の体調も下降の一途をたどりつつあります。それを自然な老化にとどめたいというのが、私の目下の希望です。不自然に老いないために、あれこれ工夫して楽しんでいる。そんな遊び心から生まれた一冊の本が、思いがけない読者に出会い、また一冊の文庫として世に送られることを心から嬉しく思います。「できるだけ」という姿勢を「できるだけ」忘れないように自分の体と心の調子をととのえてください。もし必要なときは、必ず病院にいって、医師に相談すること。自分でできることには限界があります。そのところを、ぜひ心にとめおいて下さい。先はまだまだ長いのですから。

——文庫化に際して

五木寛之（いつき ひろゆき）

1932年福岡県生まれ。生後まもなく朝鮮にわたり戦後引き揚げ。早稲田大学文学部ロシア文学科中退。66年「さらばモスクワ愚連隊」で第6回小説現代新人賞、67年『蒼ざめた馬を見よ』で第56回直木賞、76年『青春の門』筑豊篇ほかで第10回吉川英治文学賞を受賞。また英文版『TARIKI』が2001年度「BOOK OF THE YEAR」（スピリチュアル部門）に選ばれた。02年に第50回菊池寛賞、10年に第61回NHK放送文化賞、長編小説『親鸞』で第64回毎日出版文化賞特別賞を受賞。現在、泉鏡花文学賞、吉川英治文学賞、その他の選考委員をつとめる。独自の批評、評論活動でも知られ、第一エッセイ集『風に吹かれて』は総計460万部のロングセラーとなっている。主な著書に『戒厳令の夜』『朱鷺の墓』『大河の一滴』『風の王国』など。最近作に『嫌老社会を超えて』がある。

中経の文庫

なるだけ医者に頼らず生きるために私が実践している100の習慣

2016年1月15日　第1刷発行

著　者　五木寛之（いつき ひろゆき）
発行者　川金正法
発　行　株式会社KADOKAWA
〒102-8177 東京都千代田区富士見2-13-3
0570-002-301（カスタマーサポート・ナビダイヤル）
受付時間 9:00〜17:00（土日 祝日 年末年始を除く）
http://www.kadokawa.co.jp/

DTP キャップス　印刷・製本 暁印刷

落丁・乱丁本はご面倒でも、下記KADOKAWA読者係にお送りください。

送料は小社負担でお取り替えいたします。

古書店で購入したものについては、お取り替えできません。

電話049-259-1100（9:00〜17:00／土日、祝日、年末年始を除く）

〒354-0041 埼玉県入間郡三芳町藤久保550-1

ISBN978-4-04-601453-5　C0195